いますぐ役立つ

がんゲノム医療の手引

消化器外科医のために

著

齋藤元伸

福島県立医科大学

へるす出版

推薦の序

完成しました
待望の「がんゲノム医療」トリセツです

　私たちはがん治療の大きな転換点に立っていることを日々，目の当たりにしています。手術や放射線治療の領域における進歩もさることながら，薬物療法における進歩は驚異的です。とくに，ゲノム医療と免疫治療です。周知のごとく，両者ともに膨大な基礎的データを背景に急速な進歩を遂げてきました。ゲノムも免疫も，治療の分子標的を直接かつ特異的に狙うことに最大の特徴があります。ゲノムにおける分子標的は変異であり，免疫におけるそれはタンパク質です。近い将来，ゲノムに加えてタンパク質が分子標的としてがん治療の両輪となる時代がくるような予感がしています。

　かつて抗がん剤は，抗腫瘍活性を有する自然界の物質や，すでに薬剤となっている抗生物質などがん細胞の増殖を抑制するものを薬剤に仕上げた成果でした。一方，分子標的薬など昨今の創薬は，がんの発生・進展に関わる分子や遺伝子異常に対し直接働きかける薬剤を作り上げる作業です。したがって，これまでの抗がん剤とはまったく異なる有害事象を有し，特定の遺伝子変異の特徴が，がん種横断的に適応となる新しい診療体系が形成されつつあります。

　かつて Watson と Crick が DNA の螺旋構造を解明して以降，全ゲノム解析を経てがんのゲノム変異の膨大なデータを基にした治療薬の選定は，臨床現場での私たちにとっては，未だ難解な分野です。このために，遺伝子パネル検査やその結果を解析，治療薬を選定してくれるエキスパートパネルの専門家集団が支援してくれています。

それでもどうでしょう。私たちには，少しハードルが高い気がしませんか？

　本書を読ませていただきました。この本はすごい。発がんの遺伝子異常にはじまり，さまざまな癌種における遺伝子変異を実に簡潔に解説していて実にわかりやすい。さらに，検査方法やそのタイミング，結果の解釈に至るまで丁寧に述べられています。がんゲノム医療の入門書として読み始めましたが，実は「実務書・トリセツ」という呼称が最適なように感じます。

　がん治療に携わるすべての人たちに本書を読んでいただきたい。そして患者さんやご家族にもぜひ目を通していただき，主治医の先生との会話にゲノム医療の話題が提供されることを心から祈っています。

2024 年 3 月吉日

福島県立医科大学 理事長 兼 学長

竹之下　誠一

推薦の序

がんゲノム医療を消化器外科医が理解するための珠玉の一冊

　本書を一読して，衝撃とも言える深い感銘を受けました。消化器外科医の目線に立ち，わが国で実装されているがんゲノム医療について，これほど簡潔かつ分かりやすく解説している書籍はいままでありませんでした。

　外科医が減少する中で，ロボット支援下手術の急速な普及等により，新進気鋭の消化器外科医が増加する兆しがあるものの，本年4月から開始されることになる「医師の働き方改革」の影響のため，「本業」である手術以外に時間を割くことは難しい，と感じる消化器外科医も少なからずおられると思います。しかしながら，消化器がん診療の根幹を担うのは消化器外科医であり，ごく一部の専門施設を除けば，進行・再発消化器がんの集学的治療の多くを消化器外科医が担っていることも事実です。

　2017年，米国食品医薬品局が臓器横断的にMSI-High固形癌に対してペムブロリズマブを承認し，わが国でもコンパニオン診断を含めた広義のがんゲノム医療が普及する端緒となりました。とりわけ，遺伝性乳癌・卵巣癌の原因遺伝子である*BRCA1/BRCA2*に関するコンパニオン診断は2018年から2020年にかけて乳癌，卵巣癌，前立腺癌，膵癌に相次いで保険償還され，当該腫瘍の診療を担う臨床医・医療関係者の間に急速に普及・浸透しています。消化器外科医が担当する悪性腫瘍の臓器は多岐にわたり，患者さんの絶対数もきわめて多いことは周知の通りです。しかしながら，わが国で2019年から実装が開始されたがん遺伝子パネル検査を用いたがんゲノム医療への参画については，分子遺伝学・分子腫瘍学・免疫学・薬物療法を理解する必要性から，多くの消化器外科医にとって，「ハードルが高い」と感じられ，敬遠されがちであったことも事実ではないでしょうか？

　本書の著者である福島県立医科大学の齋藤元伸氏は，分子生物学に関するご造詣がきわめて深く，がんゲノム医療連携病院におけるエキスパートパネルの運営を担っておられ，しかも現役の優れた消化器外科医でもあられます。齋藤氏ほど，消化器外科医のがんゲノム医療へのかかわりの重要性を理解し，その一方でがんゲノム医療について消化器外科医が「取り付きにくい点・理解しにくい点」を熟知されている方は思い当たりません。

　目次をご覧いただければわかるように，第1章から第5章を通じ，従来のがん治療とがんゲノム医療の相違，がんゲノム医療にかかわるbasic science，実際の運用，消化器癌に特化したがんゲノム医療，人材の育成を含む現状の課題と展望について，まさに「立て板に水」の解説がなされています。

　ぜひ本書を手に取っていただき，一人でも多くの消化器癌の患者さんががんゲノム医療の恩恵を受けることを願ってやみません。

2024年3月吉日

埼玉医科大学総合医療センター　副院長
消化管・一般外科/ゲノム診療科　教授
一般社団法人　日本遺伝性腫瘍学会　理事長

石田　秀行

はじめに（執筆にあたり）

　昨年，良質かつ適切なゲノム医療を国民が安心して受けられるようにするための「ゲノム医療法」が国会で成立した（2023年6月16日公布・施行）。がん遺伝子パネル検査が保険診療として認められて4年経過し，ゲノム医療施策は今後ますます重要かつ身近なものとなってくるのは確実である。

　こうした背景もあり，わが国においてはがんゲノム医療の拡充が進んできており，がんに対する個別化医療を日常診療において行えるようになってきた。これまでも，がん遺伝子検査は特定の抗がん剤選択のためのコンパニオン診断として行われてきたが，数十から数百個の遺伝子変異を同時に調べるがん遺伝子パネル検査はがん治療に非常に大きな変革をもたらした。保険診療でのがん遺伝子パネル検査の施行は認定された医療施設でのみ，と制限されてはいるものの，がんゲノム情報管理センター（C-CAT）に蓄積された臨床・ゲノムデータを用いてのエキスパートパネルにおいて治療提案の検討がなされるために質的担保がある。現在，免疫療法とともにがんゲノム医療は急速な広がりをみせており，消化器外科医にとっても必須のものとなってきた。

　忙しい消化器外科医の先生にまずは臓器別の化学療法とがん遺伝子パネル検査のタイミングを示し，次に検査を行うための実践的な手順を紹介する。最後に，余力のある先生たちのために，分子生物学的な側面からがんゲノム医療，とくにがん遺伝子パネル検査をわかりやすく解説した。明日からの診療にぜひとも役立てていただきたいと願うしだいである。

　本書の執筆にあたり，このような機会をお与えいただいたうえに序文までいただいた福島県立医科大学・竹之下誠一理事長兼学長，柴田昌彦教授，また，推薦文をお寄せいただいた日本遺伝性腫瘍学会理事長・石田秀行先生（埼玉医科大学総合医療センター）に深甚なる謝意を表する次第です。

2024年3月吉日

福島県立医科大学附属病院がんゲノム医療診療部
福島県立医科大学医学部消化管外科学講座
齋藤　元伸

Contents

いますぐ役立つがんゲノム医療の手引
～消化器外科医のために～

Contents

第 1 章

従来のがん医療とゲノム医療の違い

A　がんゲノム医療とは

1 予防・診断・治療が同価値

がんゲノム医療とは，「がんに起きた<u>ゲノム異常を調べ，その異常に基づいて治療の選択がなされる医療</u>」とおおまかに説明がなされている。もっとも大きな特徴は，がん増殖に直接関与するゲノム異常（ドライバー遺伝子変異）に対する特異的な治療薬（分子標的治療薬などの抗がん剤）を投与する個別化医療を展開できるため，高い奏効率が期待される点であり，数多くのがん種で開発が進められてきた。これまでは，予防・診断・治療を一連の流れとする医療のなかでは治療に重きを置くものであったが，がんゲノム医療においては予防・診断・治療が同価値であって，遺伝子変異の検索結果に基づいてこれら3つの要素に対応できると考えられている（図1-1）。

従来のがん治療は，臓器ごとにがんを区分し（例えば胃癌，大腸癌など），同じ抗がん剤を用いての化学療法が選択されてきた（図1-2）。しかし，遺伝子解析研究が進むにつれ，ある特定の遺伝子変異が治療薬の効果予測バイオマーカーとなり得ることが判明し，単独もしくは複数の遺伝子の変異を調べるがん遺伝子検査はコンパニオン診断薬として日常臨床に導入されるようになった。コンパニオン診断薬は，特定の治療薬がその投与患者に効果があるかどうかを投与前に調べるものであり，その結果によってその特定の治療薬投与が保険診療で認められる（図1-3）。

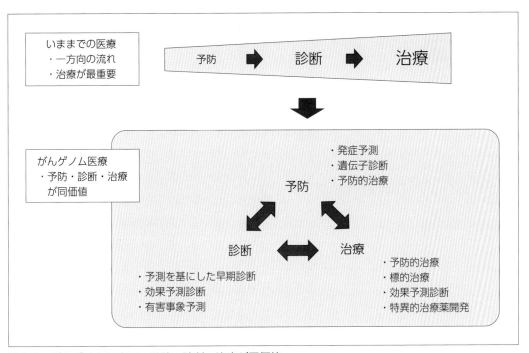

図1-1　がんゲノム医療では予防・診断・治療が同価値

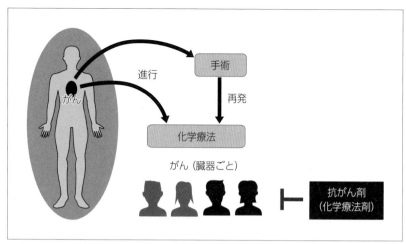

図 1-2 　従来のがん治療

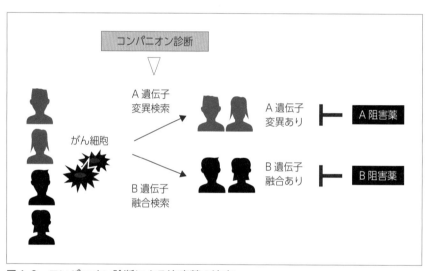

図 1-3 　コンパニオン診断による治療薬の決定

2　がん遺伝子パネル検査の役割

　一方，本稿で詳述するがん遺伝子パネル検査とは数十から数百個の遺伝子の変異を同時に調べるプロファイリング検査のことで，包括的がんゲノムプロファイリング検査（comprehensive genome profiling；CGP 検査）とも呼ばれる（**図 1-4**）。がん遺伝子パネル検査は，検査結果をエキスパートパネルと呼ばれる専門家会議にて総合的に判断して保険診療のみならず，臨床治験や患者申出療養制度を用いた治療などから最適な治療の提案を行うことを目的としている。

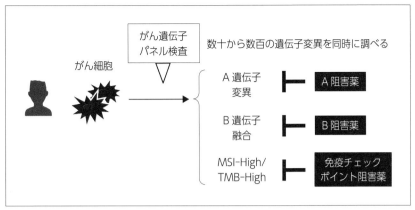

図 1-4　がん遺伝子パネル検査による治療薬の決定

B　がんゲノム医療による治療薬選択の変化

1 コンパニオン診断薬からがん遺伝子パネル検査へ

　わが国は国民皆保険制度であるため，基本的にがん薬物療法は臓器ごとに保険で承認された抗がん剤（化学療法剤）を用いた治療が行われている。コンパニオン診断薬を用いての治療薬の選択は 1 対 1 の関連性を原則としてきたが，近年は複数の医薬品の適応判定が可能なコンパニオン診断薬も承認されてきている。これは，初回の検査で治療標的となり得る遺伝子異常やタンパク質発現異常が同定されなかった場合に，再度コンパニオン診断薬を用いての検査を受けなければならないという問題に対応するものであった。しかしながら，この場合においても調べられる遺伝子異常もしくはタンパク質異常は数に制限があり，また，頻度が高いものから調べると希少な遺伝子変異が同定されないことになる。このような検査と治療薬が基本 1 対 1 対応のコンパニオン診断とはまったく異なるアプローチをとるのががん遺伝子パネル検査である。

2 がんゲノム医療を下支えするがんゲノム情報管理センター

　がん遺伝子パネル検査を用いて同時に数十から数百の遺伝子の変異を調べることで，その腫瘍の遺伝子変異プロファイルを作成し，エキスパートパネルにて保険診療・臨床治験・患者申出療養といった枠組みのなかから最適な治療を提案する，という画期的な変化がもたらされた。わが国におけるこのようながんゲノム医療を下支えしているのは，国立がん研究センターに設置されたがんゲノム情報管理センター(Center for Cancer Genomics and Advanced Therapeutics；C-CAT) が作成する C-CAT 調査結果であり，遺伝子変異のエビデンスレベル（病的かどうか）の記載とともに，保険診療・臨床治験・患者申出療養のそれぞれの枠組みのなかで治療の候補となる薬剤名が記載されている。この C-CAT 調査結果を参考にすることで情報格差のない医療を日本各地で提供できるようになった。以前は，海外の臨床治験のリストも記載されていたが，現実的に日本人が海外の治験に参加することはハードルが高いこともあり，現在は日本国内における治療の提案を行っている。

第2章

がんとゲノムの関わり

A　正常細胞とがん細胞の違い

1　正常細胞のがん化とは

正常細胞がなんらかの原因によりがん化してがん細胞になると，がん細胞は自己増殖シグナルで細胞増殖することができるようになり，さらに，周囲への浸潤やほかの臓器への転移をできるような悪性形質を得ることになる。これらの特徴をもったがん細胞が集まることでがんが形成されることになる。

2　がん細胞は細胞死の制御機構破綻

正常細胞とがん細胞の違いを列挙すると，正常細胞は細胞分裂が制御され，かつ，分裂回数に制限があるのに対し，がん細胞は非制御の状態であって分裂回数に制限がない。正常細胞は細胞死（アポトーシス）が制御されているが，がん細胞は不死化の状態であり細胞死の制御機構は破綻している。正常細胞は血管新生が制御されているが，がん細胞では亢進されているため細胞増殖が進む。正常細胞は本来の組織にとどまるが，がん細胞は周囲組織へ浸潤し，さらに，ほかの組織・臓器への転移をきたす，などである（図 2-1）。

B　がん発症は遺伝子異常が原因

1　DNA に損傷を与える内的・外的要因

がんの発症には遺伝子の異常が大きく影響を与えている。正常な遺伝子がさまざまな外的・内

正常細胞	がん細胞
・外部からの増殖シグナルに**依存**して増殖する	・外部からの増殖シグナルに**依存しない**で増殖する
・細胞分裂が**制御**されている	・細胞分裂が**非制御**状態である
・分裂回数に**制限**があり，一定回数以上は細胞老化をきたす	・分裂回数に**制限がなく，不死化**している
・細胞死の制御機構が**機能**している	・細胞死の制御機構が**破綻**している
・血管新生が**制御**されている	・血管新生能が**亢進**している
・本来の組織内に**とどまり**，他所に定着しない	・本来の組織内にとどまらず，**浸潤・転移**する

図 2-1　正常細胞ががん化すると…

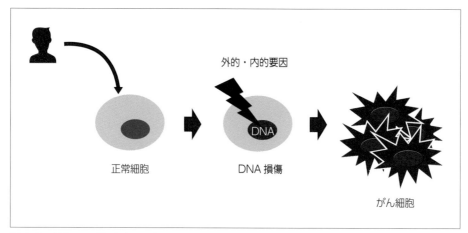

図 2-2　遺伝子異常ががん発生の本質

的な要因によって損傷を受けることで変異することにより、その遺伝子のもともとの機能が果たせなくなる場合や、新たな機能が加わるなどによって細胞ががん化する（図 2-2）。

　DNA に損傷を与える内的要因としては、加齢や食生活などの生活習慣や環境要因があげられる。また、遺伝的素因である遺伝子多型が関連する場合もある。外的要因となる因子は特定のがんの発症との関連がよく知られており、紫外線と悪性黒色腫、たばこと肺癌、アルコールと食道癌、アスベストと中皮腫、B 型肝炎ウイルスと肝癌、C 型肝炎ウイルスと肝癌、ヒトパピローマウイルスと子宮頸癌、EB ウイルスと胃癌、ヘリコバクター・ピロリ菌と胃癌などがあげられる（図 2-3）。一方で、DNA メチル化、ヒストン修飾、ヌクレオソームの再構成といった遺伝子配列の変化を伴わないエピゲノム異常もがんの発生・進展に大きく寄与しているものの、現状のがん遺伝子パネル検査では、エピゲノム異常をとらえる設計にはなっていない（図 2-4）。

2　遺伝子異常をもたらす DNA 複製エラー

　外的・内的な要因以外に遺伝子異常をもたらす原因として重要なのは、細胞分裂時の DNA 複製エラーである。通常の細胞分裂に伴う DNA 複製時に間違った塩基（A：アデニン、T：チミン、G：グアニン、C：シトシンの 4 種類）が DNA 鎖につなげられてしまうエラーがある一定の頻度で生じる。正常細胞であれば DNA 修復機構が備わっていて正しい塩基に置き換わるが、なんらかの原因によって修復機構が働かなくなった場合は遺伝子異常が蓄積することになる。この DNA 複製時のエラーの影響は非常に大きく、がん種によってはがん発生の主因となるドライバー遺伝子変異のほとんどがこの DNA 複製エラーによるものである[1)2)]。

3　DNA 修復機構

　細胞にもともと備わっている DNA の修復機構は、DNA が損傷を受けたときに損傷を修復する機構と DNA 複製時に起きた DNA のエラーを修復する機構がある。DNA の損傷修復においては、DNA がなんらかの要因により損傷を受けると細胞は DNA 修復に関わる遺伝子を動員してその損傷の修復にとりかかるが、ダメージが大きく損傷修復が困難な場合は細胞死（アポトー

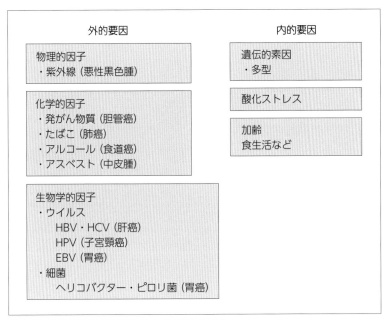

図 2-3　遺伝子異常を起こすさまざまな要因

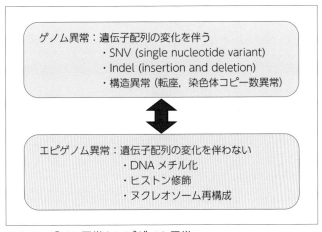

図 2-4　ゲノム異常とエピゲノム異常

シス）が誘導される。前述の DNA に損傷を与える外的・内的要因（図 2-3）によって DNA が損傷を受ける頻度は非常に高く，細胞は複数の損傷修復経路を駆使してゲノムを安定化させている。DNA の 1 本鎖が損傷を受けた際は塩基除去修復やヌクレオチド除去修復，2 本鎖が損傷を受けた際（2 本鎖ともに切断）は相同組換え修復と非相同末端結合などの修復機構が働く[3]。

　一方，細胞には細胞分裂時の DNA 複製エラーに対する修復機構も備わっている。体細胞が分裂する際には DNA が複製（コピー）されるが，まったく同じ塩基配列で複製がなされることはなく間違った塩基配列を含んで DNA が複製される。この正常細胞の分裂時に起こる複製エラーは 10^7 塩基に 1 個程度の確率といわれており，そのため通常，細胞にはエラーを修復する機構が備わっている[4]。

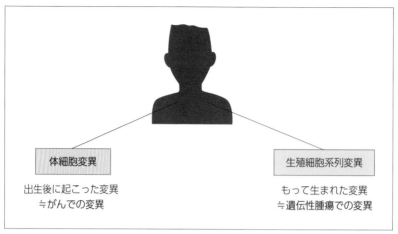

図 2-5　ゲノム異常は 2 つの細胞系列に起こる

DNA の複製には DNA ポリメラーゼという酵素が DNA 鎖を伸長していくが，この DNA ポリメラーゼには間違った塩基を含むヌクレオチドを正しいものと取り換える校正修復がなされる。このエラー修復は DNA 複製中に行われるが，さらに細胞は DNA 複製直後にも DNA のエラーを修正する機構をもっており，ミスマッチ修復機構と呼ばれる[5]。ミスマッチ塩基対（A-T，G-C 以外の G-G，G-T，G-A，A-A，A-C，C-C，C-T，T-T の 8 種類）の修復には *MLH1*，*MSH2*，*MSH6*，*PMS2* 遺伝子がコードする MSH2-MSH6 複合体と MLH1-PMS2 複合体が重要な役割を果たすことが知られている。ミスマッチ塩基は MSH2-MSH6 複合体によってまず認識され，さらに MLH1-PMS2 複合体と一緒になって大きな複合体を形成し，ミスマッチ塩基を取り除く準備を始める。その後は，ヌクレアーゼを含む修復因子がミスマッチ塩基を取り除いて，DNA ポリメラーゼによって正しい塩基対を合成していくことになる。なお，ミスマッチを起こした塩基は必ず新生 DNA 鎖に存在するので，当然このミスマッチ修復因子は鋳型 DNA 鎖と新生 DNA 鎖を見分ける機構も備わっている。これら 2 つの複合体をコードする 4 つの遺伝子はミスマッチ修復遺伝子と呼ばれ，その変異を原因とする遺伝性腫瘍はリンチ症候群と診断される[6]。

C　がん遺伝子検査と遺伝学的検査

1　体細胞変異と生殖細胞系列変異

遺伝子変異には体細胞変異（somatic mutation）と生殖細胞系列変異（germline mutation）の 2 種類がある（図 2-5）。体細胞変異は受精後に次世代に遺伝情報を伝える役割をもつ生殖細胞以外の細胞に起こる遺伝子変異と定義され，一方で，生殖細胞系列変異は生殖細胞にある遺伝子の変異であり，子どもに伝わる可能性がある。多くのがんは（生まれた後に起こった）体細胞変異であることから，がんの遺伝子変異を同定する検査を「がん遺伝子検査」と呼び，一方で，遺伝性腫瘍における（もって生まれた）生殖細胞系列変異を同定する検査は「遺伝学的検査」と呼ばれる。

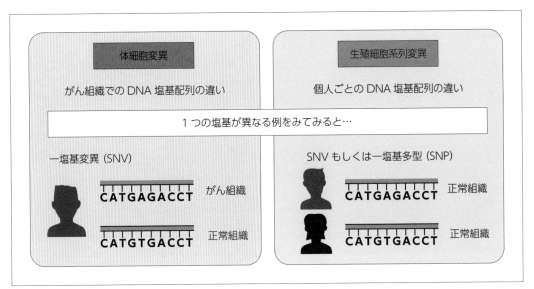

図 2-6　変異と多型の違い

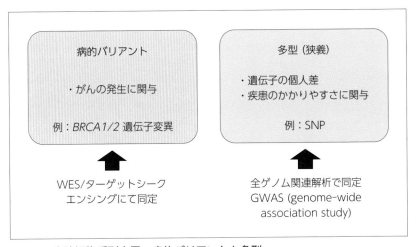

図 2-7　生殖細胞系列変異：病的バリアントと多型

　がんに起こった体細胞変異を同定する場合は，がん組織のゲノム配列と正常組織のそれを比較して変異部位を同定する（マッチドペア解析の場合）（図 2-6）。一方，生殖細胞系列変異の場合は，他者の正常組織と比較して変異を同定することになる。そして，生殖細胞系列変異のなかで比較的一般的に認められる（1％以上の頻度）変異を多型（polymorphism）と分類し，とくに 1 塩基の置換を一塩基多型（single nucleotide polymorphism；SNP）と呼ぶ（図 2-7）。

本書では，わが国のがんゲノム医療で日常的に使われている「変異」や「多型」といった用語や関連する表現を用いているが，近年「変異」，「多型」という用語は国際的には用いられない傾向となっている。遺伝子の国際的な参照配列と異なる配列を，生殖細胞系列の場合でも体細胞の場合でも 5 段階（pathogenic, likely pathogenic, uncertain significance, likely benign, benign など）に分け，例えば pathogenic variant（病的あるいは病原性バリアント）などと呼称する傾向にある。

❷ 病的バリアント保持者の累積罹患リスク

　遺伝性のがんの発症に関与する生殖細胞系列遺伝子変異として，遺伝性乳癌卵巣癌症候群の*BRCA1/2*遺伝子変異や遺伝性びまん性胃癌の*CDH1*遺伝子変異などが知られている[7)8)]。*BRCA1/2*遺伝子の病的バリアント保持者の85歳までの累積罹患リスクは乳癌（*BRCA1*：72.5％，*BRCA2*：58.3％），卵巣癌（*BRCA1*：65.6％，*BRCA2*：14.8％）で高いことが知られているが，食道癌（*BRCA2*：5.2％），胃癌（*BRCA1*：21.3％，*BRCA2*：19.3％），膵癌（*BRCA1*：16.0％，*BRCA2*：13.7％），胆道癌（*BRCA1*：11.2％）といった消化器癌においても高いことがわかる[9)]。

　さらに，胃癌における相同組換え修復遺伝子群（*BRCA1/2，ATM，PALB2*）の病的バリアント保持者の85歳までの累積罹患リスクは，ヘリコバクター・ピロリ菌感染陰性であれば病的バリアントの有無にかかわらずリスクは5％未満であるが，ヘリコバクター・ピロリ菌感染陽性者ではそれらの病的バリアント非保持者の場合14.4％，病的バリアント保持者の場合45.5％にまで累積リスクは上昇する[10)]。一方，がんへのかかりやすさに関連する新規 SNP の同定にはゲノムワイド関連解析（genome-wide association study；GWAS）といった手法がとられ，新規感受性遺伝子の同定ががんの予防や早期発見に役立つと期待されている[11)12)]。

D　多段階発がんモデルとドライバー遺伝子変異

❶ 多段階発がん

　従来より，がんは複数の遺伝子変異が積み重なって発症する，という多段階発がん説が提唱されていたが，次世代シークエンサーによる大規模なゲノム解析研究の結果，その説を裏づけるようにがんには数多くの遺伝子の変異が存在することがわかった。例えば，大腸癌の多段階発がんのモデルにおいては，まず*APC*遺伝子の変異が起こることで正常粘膜から低異型度腺腫が形成され，次いで*RAS*遺伝子の変異が加わることで腺腫が高異型度となり，さらに*TP53*遺伝子や*SMAD4，PTEN*といった遺伝子変異が起こることによって腺腫内癌，早期癌，最終的には進行大腸癌が形成されることになる（図2-8）。実際の大腸癌の変異解析結果において，*APC*，*KRAS/NRAS，TP53，SMAD4*といった変異が高頻度に認められている[13)14)]。

　また，大腸癌以外の多段階発がんモデルとしては膵癌形成モデルがよく知られている。膵癌は*KRAS，CDKN2A，TP53，SMAD4*遺伝子変異の蓄積により正常細胞から膵上皮内腫瘍性病変となり，最終的には膵癌が形成されるが，実際の膵癌のゲノム解析結果でもやはりそれらの4つの遺伝子変異が高頻度に認められている（図2-9）[15)16)]。

❷ ドライバー遺伝子変異

　上述のごとく，がんにおいては多数の遺伝子に変異が認められるが，そのなかでもがんの発生・進展に直接的な役割を果たす遺伝子の変異をドライバー遺伝子変異と呼び，たまたまがん化した細胞にすでに起こっていた変異やがん化の後に起こったがん化には関係していない変異を

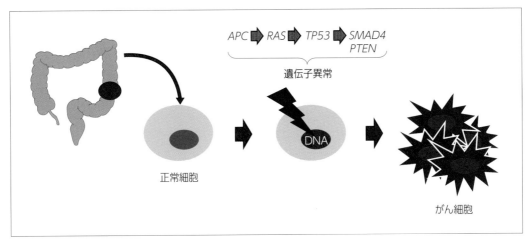

図 2-8　大腸癌の多段階発がん

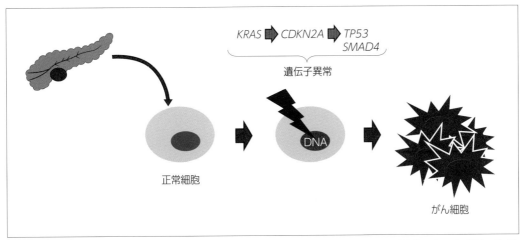

〔文献 15）より引用・改変〕

図 2-9　膵癌の多段階発がん

パッセンジャー変異と呼び区別している（図 2-10）[14]。ドライバー遺伝子異常により細胞内シグナル伝達の活性化が生じると，がん細胞は活性化に依存したがん遺伝子中毒状態となり，ドライバー遺伝子変異に依存している状態となる[17]。そのため，活性シグナルを阻害する分子標的治療薬は従来の殺細胞性抗がん剤よりも，特異的であるため高い治療効果をもたらすことが知られている。肺腺癌研究ではあるが，ドライバー遺伝子変異陽性腺癌では，ドライバー遺伝子変異陰性腺癌と比べて TP53 遺伝子を含むほかのがん関連遺伝子の変異が少ないことが報告されており，ドライバー遺伝子変異陽性腺癌に対してはドライバー遺伝子変異を標的とした治療は非常に理にかなっているといえる（図 2-11）[18]。

　ドライバー遺伝子変異はがん遺伝子やがん抑制遺伝子に起こる変異であることが多い。がん遺伝子は，その変異により活性化した遺伝子が細胞のがん化を引き起こす遺伝子のことを指し，有名ながん遺伝子としては EGFR，KRAS，ERBB2 などがあげられる（図 2-11）。がん遺伝子に

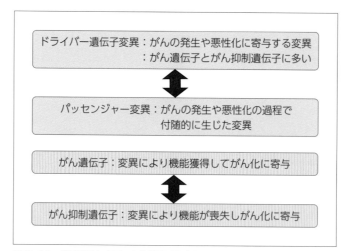

図 2-10　機能面からみると遺伝子変異は 2 つに大別される

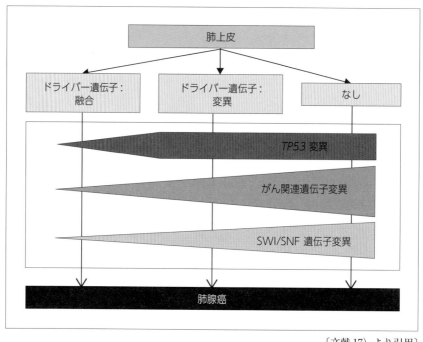

〔文献 17）より引用〕

図 2-11　肺腺癌のドライバー遺伝子ごとの遺伝子変異プロファイル
ドライバー遺伝子融合（*ALK* 融合，*RET* 融合，*ROS1* 融合），ドライバー遺伝子変異（*EGFR* 変異，*KRAS* 変異，*BRAF* 変異，*HER2* 変異），ドライバー遺伝子陰性肺腺癌における遺伝子異常プロファイルとがんの進展。*TP53* 変異，がん関連遺伝子変異，SWI/SNF クロマチンリモデリング遺伝子変異のおのおののタイミングは不明

起こる変異は機能獲得性の変異であり，がんの発生・進展においてはいわゆる「アクセル」の役割を果たすことで，細胞の増殖が外部からの増殖シグナルに依存することなく，非制御の状態で進むことになる。一方，がん抑制遺伝子はその変異により機能が障害された遺伝子が細胞のがん化を引き起こす遺伝子のことを指し，有名ながん抑制遺伝子としては *TP53*，*Rb1*，*BRCA1/2*

などがあげられる。がん抑制遺伝子に起こる変異は機能喪失性の変異であり，がんの発生・進展においてはいわゆる「ブレーキの欠如」の役割を果たすことで，細胞の異常な増殖を止めることができず，細胞のがん化に寄与することになる。

E　シークエンサーの開発と遺伝子変異検索

１ 技術革新による解析時間短縮と費用抑制

がん遺伝子パネル検査を用いて遺伝子変異を検索する際には次世代シークエンサー（next generation sequencer；NGS）が現在用いられている。DNA の塩基配列を解析する技術は時代とともに進歩し，当初はジデオキシ法（サンガー法）という電気泳動されたラダー上のパターンから１塩基ずつ配列を決定していたが，キャピラリーシークエンサーが開発され半自動的に塩基配列を決定できるようになった。その後の技術革新によって，同時に複数の DNA 断片の塩基配列を決定できる次世代シークエンサーが開発され，解析時間の大幅な短縮と解析費用を抑えることが可能となった。

２ 次世代シークエンサーを用いての遺伝子変異解析

次世代シークエンサーを用いての遺伝子変異解析は DNA もしくは RNA を対象としたもので，遺伝子のどの領域を解析するかによってシークエンスの種類が分かれる。その理解を助けるために，まず，セントラルドグマという DNA に含まれる遺伝情報が mRNA に転写され，さらにタンパク質に翻訳されるに過程について説明を加える（図2-12）。

DNA は A，T，G，C のいずれかの塩基とリン酸と糖（デオキシリボース）からなる１本鎖がらせん状に対となる二重らせん構造をとることはよく知られている。DNA のなかで遺伝子といわれる部分は，転写の開始点である 5′ UTR（非翻訳領域）から終了点である 3′ UTR の間であり，エクソン領域とイントロン領域を含んでいる。DNA が転写されるとエクソンとイントロン領域からなる mRNA 前駆体となり，プロセシングとスプライシングでイントロンが切り離されてエクソン領域のみからなる成熟 mRNA となる。次いで，成熟 mRNA の３つ組の塩基情報をもとに指定されたアミノ酸が誘導されて，最終的にタンパク質に翻訳される。一方で，DNA に遺伝子変異が入った場合，その変異は mRNA にも保たれ，その mRNA 上の変異を含む３つの並んだ塩基（コドン）が正常時とは異なるアミノ酸を指定，もしくは翻訳を終了することになる。そのため最終的に合成されたタンパク質は異常なものとなり，がんの発生に寄与することになる（図2-13）。塩基は４種類あるのでコドンは64通り（4×4×4）あるが，アミノ酸は全部で20種類しかないため，複数のコドンが１つのアミノ酸を指定することになる。そのため，アミノ酸さらにはタンパク質になってしまうと元の遺伝子変異が何であったかを推測するのは非常に困難となる。

３ シークエンスの種類

シークエンスの種類の説明に戻るが，全ゲノムシークエンシング（whole genome sequenc-

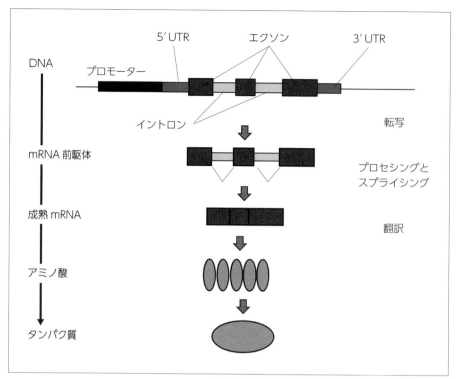

図 2-12　遺伝子の構造と転写・翻訳（セントラルドグマ）

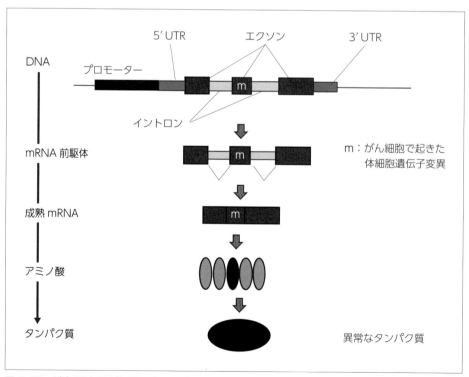

図 2-13　遺伝子変異が転写・翻訳に与える影響

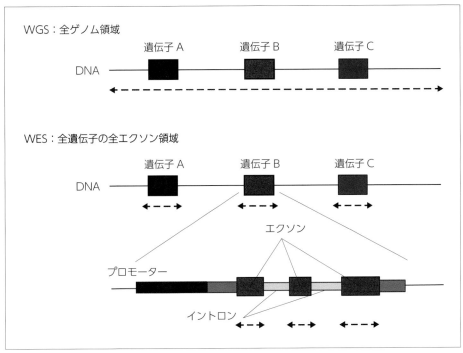

図 2-14　シークエンスの種類

ing；WGS）はゲノム DNA のすべてを解析対象としたもので，エクソンとイントロン領域，さらに，非翻訳領域など遺伝子以外の領域の塩基配列を決定する（**図 2-14**）。全エクソームシークエンシング（whole exome sequencing；WES）はタンパク質をコードする全エクソンを解析対象としたものである。イントロンや非翻訳領域，遺伝子外領域を含まないので解析対象となる領域はだいぶ狭くなり（ゲノム DNA の約 1〜2％程度といわれる），時間や費用の節約ができる。現在，WGS では機能不明な領域の解析目的に，WES は数多くの遺伝子の解析目的（それらのほとんどの変異に対する薬剤は未開発）に，主に研究レベルで行われている。これらに対して，特定遺伝子の特定領域を解析対象とするものをターゲットシークエンシング（target sequencing）と呼び，がん遺伝子パネル検査と単一の遺伝子検査が含まれる。

　がん遺伝子パネル検査は数百程度の遺伝子のエクソン領域（一部の遺伝子については融合などを検出するためにイントロン領域，非翻訳領域，さらに，プロモーター領域も含む）を解析対象としている。RNA を解析対象とするシークエンスは RNA シークエンシング（RNA-seq）と呼ばれ，保険適用の GenMineTOP® がんゲノムプロファイリングシステムに搭載されており，融合遺伝子やエクソンスキッピング，遺伝子発現量などの解析項目が含まれている。単一の遺伝子検査はおもにコンパニオン診断目的に実施され，対応する薬剤の投与を判断するものである。

F　がん遺伝子パネル検査で報告される遺伝子変異

　がん遺伝子パネル検査の結果報告書（C-CAT 調査結果）には，DNA と RNA の体細胞遺伝子変異とマイクロサテライト不安定性（MSI）と腫瘍遺伝子変異量（TMB）といった遺伝子変異以

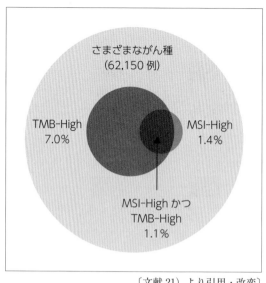

さまざまながん種
(62,150 例)

TMB-High
7.0%

MSI-High
1.4%

MSI-High かつ
TMB-High
1.1%

〔文献 21〕より引用・改変〕

図 2-15 MSI と TMB の関係性

外のバイオマーカーの項目が含まれる（RNA については GenMineTOP® がんゲノムプロファイ
リングシステムの場合など，各がん遺伝子パネル検査によって多少の違いあり）。DNA は塩基置
換，挿入，欠失，コピー数変化，遺伝子再構成，構造異型が検出され，RNA は融合遺伝子，そ
の他の異常転写産物，遺伝子発現が検出項目となる。生殖細胞系列変異としては，塩基置換，挿
入，欠失の項目が含まれている。

■ マイクロサテライト不安定性（MSI）

MSI（microsatellite instability）はマイクロサテライト不安定性のことで，DNA ミスマッチ
修復機構の異常によりゲノム上の数塩基単位の配列が繰り返されるマイクロサテライトが異常を
きたしている状態である。MSI-High はマイクロサテライト不安定性が高い，つまりミスマッチ
修復機構が破綻していると考えられ，ゲノムの異常が蓄積している。その結果，ネオアンチゲン
と呼ばれる異常なタンパク質が作られ，非自己として認識されるがん抗原となるため免疫チェッ
クポイント阻害薬が効果を示しやすい[19]。

■ 腫瘍遺伝子変異量（TMB）

TMB（tumor mutation burden）は腫瘍遺伝子変異量のことで，腫瘍細胞に生じた同義変異
および非同義遺伝子変異の総量を示している。100 万塩基（Megabase；Mb）塩基あたりの遺伝
子変異数（Mutations；Muts）として示され，10 Muts/Mb 以上の状態を TMB-High と定義し
ている。TMB-High のがん種では MSI-High の腫瘍同様にネオアンチゲンが多く誘導され，多
くのがん種で TMB 量と免疫チェックポイント阻害薬の治療効果は相関する[20]。MSI と TMB の
関係性については，さまざまながん種を含めた検討によると，MSI-High のうち TMB-High と
なるのは多い（83%）が，逆に TMB-High のうち MSI-High となるのは少ない（16%）[21]
（図 2-15）。TMB-High であっても必ずしも MSI-High ではないのは，外的要因（紫外線，たば

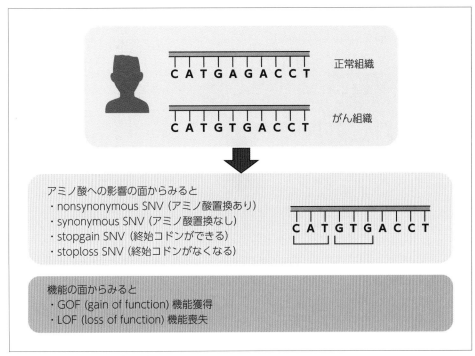

図 2-16　一塩基置換（SNV）

こ）によるものや *POLE* や *POLD* 変異などによって DNA ポリメラーゼ異常をきたしたことによる TMB-High があると考えられる。たばこが遺伝子変異数増加に与える影響は顕著であり，ドライバー遺伝子変異陰性非小細胞性肺癌に TMB が非常に高い患者群がいるが，その多くは重喫煙者であった[18]。

3 一塩基置換

　塩基置換は 1～数個の塩基がほかの塩基に置き換わる変異のことであり，とくに 1 つの塩基が置き換わる変異を一塩基置換（single nucleotide variants；SNV/single nucleotide polymorphysms；SNP）と呼んでいる（図 2-16）。塩基の置換によって正常のコドンが指定していたアミノ酸とは異なるアミノ酸が指定されるようになった変異をミスセンス変異といい，とくにそれが一塩基置換によるものであれば非同義置換（nonsynonymous SNV）と呼ばれる。

　一方，塩基が置換されてもコドンが指定するアミノ酸が変わらない場合はサイレント変異といい，とくにそれが一塩基置換によるものであれば同義置換（synonymous SNV）と呼ばれる。また，塩基の置換によってアミノ酸をコードしていたコドンが終始コドンに代わる変異をナンセンス変異といい，それが一塩基置換によるものであれば stopgain SNV と呼ばれる。一方で，もともとは終始コドンであったものが変異によってアミノ酸が指定されるようになるものは stoploss SNV と呼ばれる。上記を遺伝子の機能面からみてみると，変異の結果新たな機能を獲得した場合は機能獲得型変異（gain of function mutation），機能を喪失した場合は機能喪失型変異（loss of function mutation）と呼ばれる。

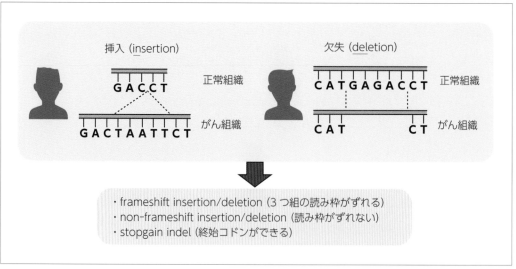

図 2-17　挿入・欠失（Indel）

4 挿入・欠失

　次に，挿入・欠失（insertion/deletion：Indel）は塩基の挿入または欠損が起こる遺伝子変異のことである（図 2-17）。コドンが指定するアミノ酸が変わる変異をフレームシフト変異（frameshift insertion/deletion）と呼び，変異の結果終始コドンができる場合やコドンの読み枠がずれることによってペプチド鎖合成の途中で終始コドンができる場合が多い（stopgain）。一方，コドン単位で挿入もしくは欠失が起こった場合はアミノ酸配列が変わらないため インフレーム変異（non-frameshift insertion/deletion）と呼ばれるが，少なくとも１つ以上のアミノ酸が挿入もしくは欠失しているため，タンパク質としての機能は影響を受けている可能性がある[22]。

5 コピー数異常

　コピー数異常（copy number variations：CNVs）とは通常の細胞には２コピーある遺伝子DNA（父親と母親由来）が，0または１コピーに減少（loss/deletion）もしくは３コピー以上に増加（gain）することである（図 2-18）。長腕もしくは短腕といった染色体レベルでのコピー数異常（arm-level copy number alteration）と局所的なコピー数異常（focal copy number alteration）がある。これらにおけるコピー数増加を比較すると，局所的な異常に伴うコピー数増加のほうが著しくコピー数が多くなる傾向があり，それらはとくにコピー数増幅（amplification）と呼ばれる[23]。

6 構造異型

　構造異型は染色体の全体もしくは一部がなくなる（欠失）もしくは増える（挿入）ことや，逆さまになること（逆位），染色体内もしくはほかの染色体と結合すること（転座）などであるが（図 2-19），ターゲットシークエンシングであるがん遺伝子パネル検査では限定的な検出にとど

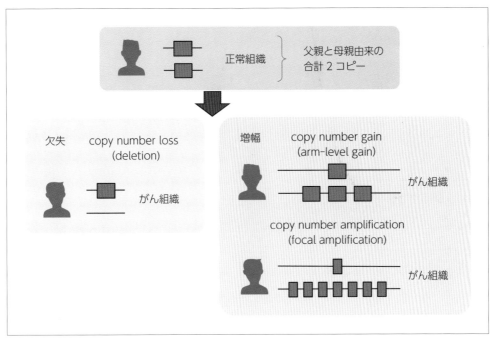

図 2-18　コピー数異常

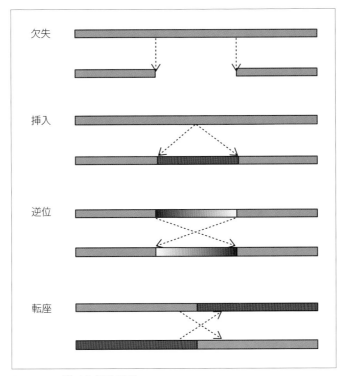

図 2-19　ゲノム構造異常

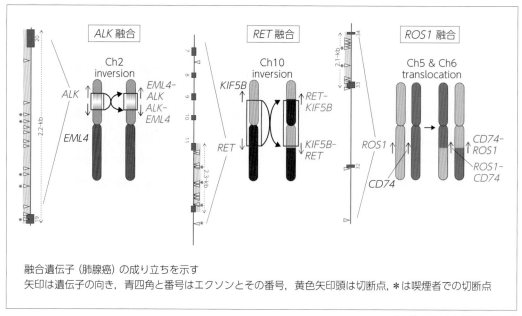

融合遺伝子（肺腺癌）の成り立ちを示す
矢印は遺伝子の向き，青四角と番号はエクソンとその番号，黄色矢印頭は切断点，＊は喫煙者での切断点

〔文献 17）より引用・改変〕

図 2-20　融合遺伝子（肺腺癌）

まる。逆位や転座の結果生じる融合遺伝子は分子標的治療薬の適応となることが多いため，変異検索対象の遺伝子としてがん遺伝子パネル検査にも含まれている。例えば，肺腺癌においては *ALK*，*RET*，*ROS1* 融合遺伝子が頻度は低いものの（それぞれ 1.3%，0.9%，1.7%，TCGA データ），とくに若年女性非喫煙者に多く同定されるドライバー遺伝子変異である（図 2-20）[17]。*RET* 融合遺伝子を例にとると，*RET* と *KIF5B* という 2 つの遺伝子は 10 番染色体上に逆向きに離れて位置しているが，逆位を起こすことによって融合遺伝子を形成し，RET チロシンキナーゼが活性化してがん化を直接促す[24)25)]。そのため，RET チロシンキナーゼを特異的に阻害するセルペルカチニブ（selpercatinib）が高い治療効果をもたらすのである[26]。

G　ゲノム医療と免疫療法の接点

1 免疫療法が適応となる遺伝子背景

　がんゲノム医療とがん免疫療法は非常に密接した関係であり，免疫チェックポイント阻害薬の適応を決める際に MSI や TMB といったゲノム解析情報が用いられている。がん細胞は抗原（ネオアンチゲン）を細胞表面に提示することで T 細胞（CD8 陽性 T 細胞）に非自己と認識され，細胞死を誘導されることによって排除される（図 2-21）。しかしながら，がん細胞は T 細胞が分泌する IFN-γ を受容すると細胞表面に PD-L1 を誘導して，T 細胞上の PD-1 との相互作用を介して免疫を回避する[27)28)]。抗 PD-1 抗体と抗 PD-L1 抗体はこの相互作用を遮断することで，抑制された T 細胞の抗腫瘍効果を解除する働きがある。MSI-High と TMB-High のがん細胞は

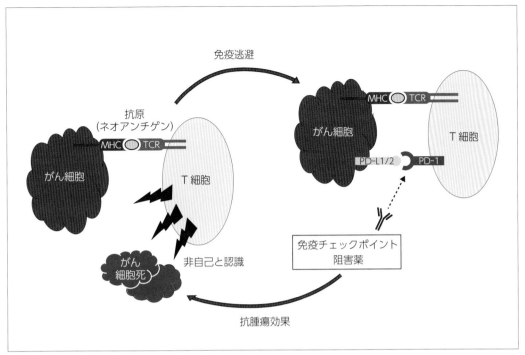

図 2-21　免疫逃避メカニズムと免疫チェックポイント阻害薬

ネオアンチゲンが多く誘導されるため T 細胞に非自己と認識されやすく，抗腫瘍免疫が惹起されている。そのため免疫チェックポイント阻害薬が効果を示すことになる。これらを背景として，がん遺伝子パネル検査結果の MSI-High と TMB-High は免疫チェックポイント阻害薬の治療効果予測バイオマーカーとしてエキスパートパネルにて検討がなされ，治療提案に至ることになる。一方で，*STK11* 変異や *KEAP1* 変異は免疫チェックポイント阻害薬の治療耐性に関連することが報告されており[29)30)]，今後のデータの蓄積が待たれる。

第 **3** 章

がん遺伝子パネル検査の実際

A　がんゲノム医療の提供体制

1　がんゲノム医療が実施できる３種の医療機関

　保険診療としてのがん遺伝子パネル検査は，国が整備を進めるがんゲノム医療中核拠点病院・拠点病院・連携病院のいずれかで実施が認められている。2023 年 11 月 1 日時点で，厚生労働省によって全国でがんゲノム医療中核拠点病院が 13 カ所，がんゲノム医療拠点病院が 32 カ所指定されており，各がんゲノム医療中核拠点病院および，がんゲノム医療拠点病院と連携するがんゲノム医療連携病院が 211 カ所公表されている（図 3-1）。がんゲノム医療中核拠点病院と拠点病院の指定数は，全国の 7 つの地域ブロックごと（北海道，東北，関東甲信越，東海北陸，近畿，中国四国，九州）のがん罹患者数を考慮して決定されるが，がんゲノム医療の均てん化を図り，すべての都道府県でがんゲノム医療が受けられるように地域性が考慮されている（図 3-2）。

2　３種の医療機関の役割

　国ががんゲノム医療を実施できる病院を３種類に分けて整備したのは，おのおのの医療機関の役割を分けているからである。がんゲノム医療中核拠点病院は，診療，臨床研究，治験，新薬などの研究開発を行うとともに，がんゲノム医療に関わる人材育成を担うことが求められている。同様に，がんゲノム医療拠点病院はエキスパートパネルの自開催を含む医療提供は求められるが，治験や先進医療といった研究開発や人材育成はがんゲノム医療中核拠点病院と協力していくことになっている。一方で，がんゲノム医療連携病院はすべての都道府県に位置し，中核拠点病院や拠点病院と連携して医療提供と研究開発や人材育成を行っていくことが求められている。とくに，連携病院はエキスパートパネルを自開催することはできないため，中核拠点病院や拠点病院が開催するエキスパートパネルに参加して治療の提案を受けることになり，地域格差の少ない

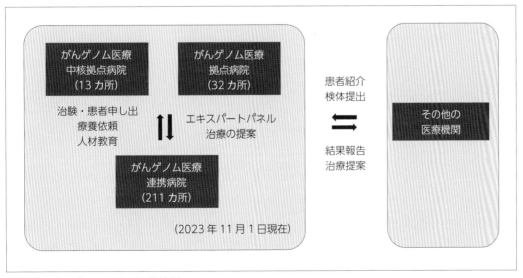

図 3-1　がんゲノム医療の提供体制

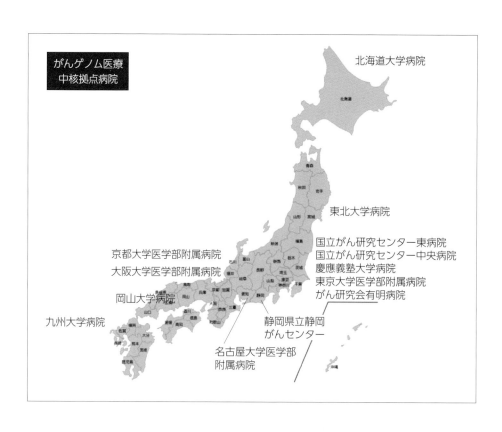

がんゲノム医療中核拠点病院

| 北海道大学病院 |
| 東北大学病院 |
| 国立がん研究センター東病院 |
| 国立がん研究センター中央病院 |
| 慶應義塾大学病院 |
| 東京大学医学部附属病院 |
| がん研究会有明病院 |
| 京都大学医学部附属病院 |
| 大阪大学医学部附属病院 |
| 岡山大学病院 |
| 九州大学病院 |
| 静岡県立静岡がんセンター |
| 名古屋大学医学部附属病院 |

がんゲノム医療拠点病院	
札幌医科大学附属病院	信州大学医学部附属病院
弘前大学医学部附属病院	愛知県がんセンター
山形大学医学部附属病院	三重大学医学部附属病院
埼玉県立がんセンター	滋賀医科大学医学部附属病院
埼玉医科大学国際医療センター	大阪国際がんセンター
千葉県がんセンター	近畿大学病院
東京医科歯科大学病院	兵庫県立がんセンター
国立成育医療研究センター	神戸大学医学部附属病院
神奈川県立がんセンター	奈良県立医科大学附属病院
横浜市立大学附属病院	県立広島病院
東海大学医学部付属病院	広島大学病院
聖マリアンナ医科大学病院	四国がんセンター
新潟大学医歯学総合病院	久留米大学病院
富山大学附属病院	長崎大学病院
金沢大学附属病院	熊本大学病院
山梨県立中央病院	鹿児島大学病院

図 3-2　がんゲノム医療中核拠点/拠点病院（2023 年 11 月 1 日現在）

表 3-1　C-CAT へのデータ提供項目

患者基本情報	検体情報	患者背景	がん種情報	薬物療法	転帰
氏名	採取日	病理診断名	登録時転移の有無	治療方針	最終生存確認日
生年月日	採取方法	診断日	遺伝子変異検査結果	治療ライン	死亡日
性別	採取部位	喫煙歴		実施施設	死因
輸血・臓器移植歴	腫瘍細胞含有率	アルコール多飲歴		レジメン・薬剤名	
がん種区分（原発部位）		ECOG　PS		投与開始と終了日	
		重複癌		終了理由	
		多発癌		最良総合効果	
		家族歴		有害事象	

均てん化されたがんゲノム医療を提供できる体制がとられている。

③ がんゲノム情報管理センター (C-CAT) の果たす役割と臨床情報提供

　わが国におけるがんゲノム医療においては，C-CAT の果たす役割が重要である[31]。がん遺伝子パネル検査を受ける患者の臨床情報とゲノム解析情報を 1 カ所に集め，変異結果に解釈を加え，その変異に応じた治療提案を返却する役割を果たしている。ポータルサイトを利用するとその集約されたデータを研究目的もしくは臨床試験開発に利活用することができる。

　検査出検時の臨床情報を C-CAT に登録する際に求められる項目としては，患者の年齢・性別・喫煙・飲酒・家族歴・がんの病理診断・遺伝子関連検査結果・薬物療法レジメンとその効果・有害事象といった情報などである（表 3-1）。同時に，C-CAT はがん遺伝子パネル検査の実施施設から変異情報を得ることで，その患者の臨床情報と遺伝子変異情報を 1 カ所に集約している。これらの情報を散逸することなく，貴重なデータとして蓄積することで遺伝子変異に対する治療を提案して現在の診療に役立てることはもちろんのこと，今後の治療や治験を組み立てるための研究にも役立てること目指している。さらに，エキスパートパネル後の実際の治療経過やその後の転帰を追跡調査している。

B　がん遺伝子パネル検査の流れ

① 検査は主治医が中心となって進める

　実際のがん遺伝子パネル検査は，患者への説明と同意の取得，検体の準備（組織もしくは採血），シークエンスの実施（外注可），C-CAT への臨床・ゲノム情報の登録，検査レポート作成，エキスパートパネル参加，C-CAT 調査結果の受け取りとエキスパートパネル報告書の作成，患

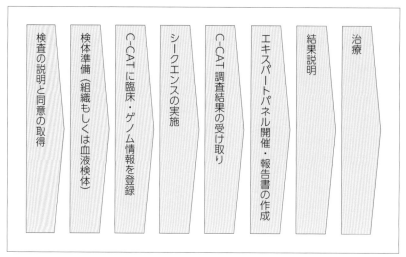

図 3-3　がん遺伝子パネル検査の流れ

- ・検査ができるのは生涯 1 人 1 回限りであること
- ・検査自体が不成功に終わる可能性があること
- ・治療に結びつく割合が 10％程度であること
- ・遺伝性腫瘍（疑いもしくは確定）がみつかる可能性があること
- ・検査申し込みから結果説明まで約 2 カ月かかること
- ・検査費用自体は 56 万円かかること
- ・C-CAT へのデータ登録可否について

図 3-4　がん遺伝子パネル検査の説明事項

者への結果説明，検査結果に基づく治療，という流れで行っていく（図 3-3）。上記は基本的に主治医が中心となって進めていくことになるが，検査の過程が複雑であって非常に手間暇がかかることと C-CAT への臨床・ゲノム情報の登録やエキスパートパネルの手配など主治医のみでは対応が困難であるものもあり，がんゲノム医療病院（中核拠点病院，拠点病院，連携病院）内でがん遺伝子パネル検査業務を統括する部署と一緒に進めていくのが現実であろう。それでも，主治医の判断が求められる場面は多く，適格患者の選定，検査に用いる検体の選定，用いるがん遺伝子パネル検査の選定，エキスパートパネルで提案された治療の選定など多岐にわたる。

❷ 検査前に説明を要する事項

　主治医が検査前に患者に説明しなければならない事項はいくつかある（図 3-4）。がんゲノム医療全般についての説明はもちろんであるが，がん遺伝子パネル検査に特有の事項，検査ができるのは生涯 1 回限りであること，検査自体が不成功に終わる可能性があること，治療に結びつく割合が 10％程度であること（治療薬がみつかったとしても 100％効果を示すわけではないこと），遺伝性腫瘍（疑いもしくは確定）がみつかる可能性があること，検査申し込みから結果説明まで約 2 カ月かかること，検査費用自体は 56 万円かかること，C-CAT へのデータ登録可否につい

①標準治療のない固形がん患者
②標準治療が終了となった固形がん患者
　（終了が見込まれる者を含む）

以下の①又は②に該当し，本検査施行後に化学療法の適応
となる可能性が高いと主治医が判断した患者が対象

図 3-5　がん遺伝子パネル検査の保険適用

包括的なゲノムプロファイルの取得を行う場合に患者 1 人につき 1 回（以下のイの場合
については 2 回）に限り算定できる。ただし，血液を検体とする場合については，以下
に掲げる場合にのみ算定できる

ア：医学的な理由により，固形腫瘍の腫瘍細胞を検体としてがんゲノムプロファイリン
　　グ検査を行うことが困難な場合。この際，固形腫瘍の腫瘍細胞を検体とした検査が
　　実施困難である医学的理由を診療録及び診療報酬明細書の摘要欄に記載すること

イ：固形腫瘍の腫瘍細胞を検体として実施したがんゲノムプロファイリング検査におい
　　て，包括的なゲノムプロファイルの結果を得られなかった場合。この際，その旨を
　　診療録及び診療報酬明細書の摘要欄に記載すること

〔文献 33）より引用〕

図 3-6　がん遺伝子パネル検査の保険適用（とくにリキッド検査）

て，などを説明する必要がある。

C　がん遺伝子パネル検査の保険適用と検査のタイミング

1　がん遺伝子パネル検査の保険適用要件

　がん遺伝子パネル検査の保険適用要件は，「標準治療がない，または局所進行または転移が認められ標準治療が終了となった固形がんの患者（終了が見込まれる方を含む）」である（図 3-5）[32]。固形がんである消化器癌であれば検査の対象となる。組織検体が古い場合や検体がない場合，もしくは，組織検体を用いての検査が不成功であった際には，末梢血を用いたリキッド検査を行う，もしくは，切り替えることが可能である（図 3-6）[33][34]。

　リキッド検査を選択した理由を診療録及び診療報酬明細書の摘要欄に記載する（もしくは症状詳記への記載）ことが必須である点は注意が必要である。

2　検査のタイミング

　保険診療上，がん遺伝子パネル検査は生涯で 1 回限りの施行が認められているため，どの段階で標準治療が終了（もしくは終了見込み）なのかを主治医，もしくは紹介となったがんゲノム医

表 3-2 保険診療のがん遺伝子パネル検査（組織検査）

	FoundationOne® CDx がんゲノムプロファイル	OncoGuide™ NCC オンコパネルシステム	GenMineTOP® がんゲノムプロファイリングシステム
対象遺伝子数	324	124	737
提出検体	腫瘍検体（FFPE）	腫瘍検体（FFPE） 血液検体（2 mL）	腫瘍検体（FFPE） 血液検体（2 mL）
未染色標本の 作製基準	表面積 25 mm² 以上 厚さ 4〜5µm を 10 枚	表面積 16 mm² 以上 厚さ 10µm を 5 枚	表面積 16 mm² 以上 厚さ 10µm を 8 枚
	腫瘍含有率 30% 以上 （最低 20% 以上）	腫瘍含有率 20% 以上	腫瘍含有率 20% 以上
	薄切後 12 カ月以内	FFPE 標本作成後 3 年以内	薄切後速やかに提出 （冷蔵保管）
遺伝性腫瘍について	疑い	確定	確定
解析場所	アメリカ	日本	日本

療病院の担当医が見極めたうえで，検査の適否を判断する必要がある。また，がん遺伝子パネル検査後に治療を受ける，もしくは治験などに参加できる全身状態か否かを検査前に performance status（PS）などによって評価することが求められる[35]。

D　がん遺伝子パネル検査の種類

2023 年 11 月時点で保険収載されているがん遺伝子パネル検査は 5 つあり，そのうち組織のみを用いる検査は 1 つ，組織と血液を用いる検査が 2 つ，リキッド検査と呼ばれる血液検体のみを用いる検査が 2 つある。

1 組織のみを用いる検査

組織を用いる検査のうち，腫瘍組織検体のみの解析となる FoundationOne® CDx がんゲノムプロファイル（F1 CDx）は 324 の遺伝子を解析対象として行われる。F1 CDx は腫瘍のみの解析であるから，変異結果報告書においてはがんに起きた体細胞変異と生殖細胞系列変異の区別は確定されない。あくまでも生殖細胞系列変異の可能性がある二次的所見の疑いとして結果が返却され，確定には遺伝学的検査が必要となる[36]。

2 組織と血液検体を用いる検査

組織と血液検体を用いる OncoGuide™ NCC オンコパネルシステム（NCC オンコパネル）と GenMineTOP® がんゲノムプロファイリングシステム（GenMineTOP パネル）はそれぞれ 124 遺伝子と 737 遺伝子を解析対象としている（表3-2）。これらの検査は腫瘍組織検体と血液のマッチドペア解析を行うため体細胞変異と生殖細胞系列変異がそれぞれ確定となる。がん組織はがん

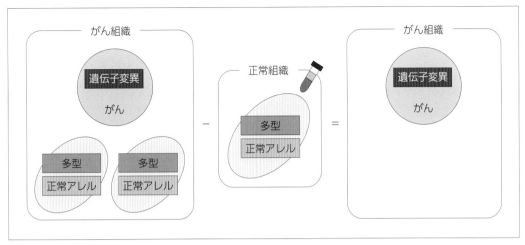

図 3-7　がんに起こった変異をとらえるには？

表 3-3　保険診療のがん遺伝子パネル検査（血液検体）

	FoundationOne® Liquid CDx がんゲノムプロファイル	Guardant360® CDx がん遺伝子パネル
対象遺伝子数	324	74
提出検体	血液検体（8.5 mL×2 本）	血液検体（20 mL）
遺伝性腫瘍について	疑い	疑い
解析場所	アメリカ	アメリカまたは日本

細胞のみの集まりと思われがちであるが，実際は正常細胞も多く含まれる組織であるため，腫瘍組織のみの解析だと正常細胞の遺伝子変異（多型も含む生殖細胞系列変異）をがんに起きた変異と報告される可能性がある（図3-7）。そのため，その患者の末梢血の正常細胞を用いて生殖細胞系列変異の情報を得て，がん組織の変異情報と比べることで（引き算），がんに起きた体細胞の遺伝子変異を正確にとらえることができ，かつ，生殖細胞系列変異が確定となる。

❸ リキッド検査

　末梢血を用いたリキッド検査は FoundationOne® Liquid CDx がんゲノムプロファイル（F1 Liquid CDx）と Guardant360® CDx がん遺伝子パネル（G360 CDx）が保険収載されている（表3-3）。F1 Liquid CDx の解析対象遺伝子は F1 CDx と同じ 324 遺伝子であり，G360 CDx は74 遺伝子である。リキッド検査は直近の腫瘍全体のゲノムプロファイリングをとらえることができるため，化学療法後のドライバー遺伝子の獲得変異をとらえるには最適の検査といえる。また，組織からのゲノム抽出といった工程がないこともり，検体提出から結果返却までの期間が短いという利点がある。いずれも，生殖細胞系列変異は確定とはならず二次的所見の疑いとして結果は返却される。

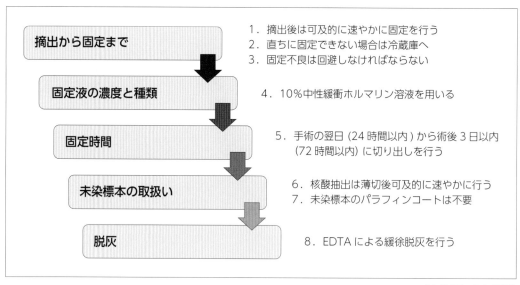

〔文献 37〕より引用〕

図 3-8　ホルマリン固定パラフィン包埋標本作製基準
日本病理学会：ゲノム研究用・診療用病理組織検体取扱い規定

E　検体の準備と病理組織の取り扱い

1　検体の準備

　がん遺伝子パネル検査に用いる組織標本はヘマトキシリン・エオジン（Hematoxylin-Eosin；HE）染色切片（1枚）と未染色切片（がん遺伝子パネル検査の種類により必要枚数は変動あり）を準備する（表3-2）。病理医による腫瘍含有率の評価が検体の適否に役立つ（量の不足）。また，ホルマリン固定された腫瘍組織は経年劣化をきたすことから（質の低下），標本作成後3年以内の検体を使用するのが推奨されている。

2　標本の固定

　標本の固定は，検体採取後速やかに十分な量の（組織量の10倍以上）10％中性緩衝ホルマリン溶液に浸す（図3-8）[37]。すぐに検体の処理ができない場合は冷蔵庫（4℃）に保管し，3時間以内に固定をするようにする。腫瘍が大きい場合は割を入れるなどして腫瘍内部も固定液に浸るようにする。1週間を超えるような過固定を避け，6〜72時間程度の浸漬固定とする。未染色切片はがん遺伝子パネル検査の前に薄切されたものを用い，やむなく薄切後に保管する場合は冷蔵保管する。また，硬組織を含む検体を用いるときは急速脱灰（酸脱灰操作）を回避し，EDTAによる緩徐脱灰を行う，などの注意点がある。また，他検体とのコンタミネーションを避けるために，薄切する刃や手袋の交換などにも注意を払う必要がある。

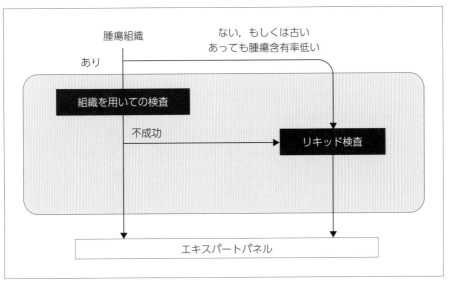

図 3-9　がん遺伝子パネル検査の選択

F　がん遺伝子パネル検査の選択

1　どの検体を用いてがん遺伝子パネル検査を行うか

　腫瘍の切除検体もしくは生検検体が利用可能である場合は，その腫瘍組織を用いてのがん遺伝子パネル検査が第一選択となる（図 3-9）。ただし，リキッド検査の保険適用要件にもあるように，組織検体を用いての検査が不成功であった際には，リキッド検査に切り替えて検査を続けることができる。組織検体を用いた検査の途中で，DNA（もしくは RNA）の質の低下もしくは量の不足が明らかになった時点で検査を中止すれば，その時点でもリキッド検査に切り替えることが可能である。一方で，組織検体はあるものの腫瘍含有率が低い場合や，組織検体が古い，もしくは検体がない場合は最初からリキッド検査を選択することができる。いずれにせよ，リキッド検査を申し込む際にはその選択理由をカルテに記載しておくことが求められる。

2　どのようながん遺伝子パネル検査を選択するか

　実際どのがん遺伝子パネル検査を選択するかは，まず，検査に用いる検体が組織検体なのかそれとも血液検体なのかを検討し，次に組織検体を用いる検査が可能であれば生殖細胞系列変異が確定となるがん遺伝子パネル検査を選択するか否かを検討する。さらに重要なのは，検査に用いるがん遺伝子パネル検査がどの遺伝子を検査対象としているかを考慮する点である。基本的に，保険診療の対象となるような治療標的となり得る遺伝子変異はどのがん遺伝子パネル検査でも検査対象とされているが，すべてを網羅しているわけではないので注意を要する。*NTRK* 融合を例に紹介すると，F1 CDx と F1 Liquid CDx は *ETV6-NTRK3* 融合以外の *NTRK3* 融合は解析対象外であり，G360 CDx は *NTRK1* 融合のみを対象としており *NTRK2* 融合と *NTRK3* 融合は解析対象外である。GenMineTOP パネルは解析対象の遺伝子数が 737 ともっとも多く，また，

表 3-4　コンパニオン診断能と薬事承認状況（組織検体）

	FoundationOne® CDx がんゲノムプロファイル	OncoGuide™ NCC オンコパネルシステム	GenMineTOP® がんゲノムプロファイリングシステム
コンパニオン診断	あり	あり	なし
遺伝子変異 (SNV，Indel)	○	○	○
コピー数 (増幅，欠失)	○	○	○
再構成（融合）	○	○	○
MSI	○	○	×
TMB	○	○	○
発現量	×	×	○

DNA に加えて RNA も解析に用いるために数多くの融合遺伝子を解析対象（455 遺伝子）とし，さらに，エクソンスキッピング（5 遺伝子）や遺伝子発現量（27 遺伝子）も解析できるという特徴がある（表 3-4）。

　また，免疫チェックポイント阻害薬のバイオマーカーとなる MSI と TMB についても注意が必要である。MSI が検査項目に含まれ，かつ，エキスパートパネルでの治療提案に用いることができるがん遺伝子パネル検査は NCC オンコパネルと F1 CDx と G360 CDx であり，TMB が検査項目に含まれ，かつ，エキスパートパネルでの治療提案に用いることができるがん遺伝子パネル検査は NCC オンコパネルと F1 CDx と GenMineTOP パネルである。

3 コンパニオン診断とみなしコンパニオン

　コンパニオン診断能と治療提案も各がん遺伝子パネル検査によって相違がある。NCC オンコパネルの場合は，当初コンパニオン診断能はなかったが現在は *FGFR2* 融合（胆道癌）が追加されている。F1 CDx の場合は *EGFR* exon19del, L858R, T790M（非小細胞肺癌），*ALK* 融合（非小細胞肺癌），*ROS1* 融合（非小細胞肺癌），*MET* exon 14 skipping（非小細胞肺癌），*BRAF* V600E/K（悪性黒色腫），*ERBB2* 増幅（乳癌），*KRAS/NRAS*（大腸癌），*NTRK1/2/3* 融合（固形癌），*BRCA1/2*（卵巣癌，前立腺癌），*FGFR2* 融合（胆道癌），MSI-High（固形癌），TMB-High（固形癌）のコンパニオン診断が可能である。一方でリキッド検査の F1 Liquid CDx の場合は *EGFR* exon19del, L858R, T790M（非小細胞肺癌），*ALK* 融合（非小細胞肺癌），*ROS1* 融合（非小細胞肺癌），*NTRK1/2/3* 融合（固形癌），*BRCA1/2*（前立腺癌）のコンパニオン診断が可能であるが，遺伝子増幅・欠失，MSI-High と TMB-High は薬事承認外となっているために参考情報扱いであり，コンパニオン診断の対象とはなっていないことに加え，エキスパートパネルにおいて治療提案の議論には用いられない（表 3-5）。同じリキッド検査である G360 CDx の場合は *KRAS/NRAS*（大腸癌），*KRAS* G12C（非小細胞肺癌），*ERBB2* 増幅（大腸癌，非小細胞肺癌），MSI-High（固形癌）のコンパニオン診断が可能であり，かつ，エキスパートパネル

表 3-5　コンパニオン診断能と薬事承認状況（血液検体）

	FoundationOne® Liquid CDx がんゲノムプロファイル	Guardant360® CDx がん遺伝子パネル
コンパニオン診断	あり	あり
遺伝子変異 (SNV, Indel)	○	○
コピー数 (増幅, 欠失)	×	○
再構成（融合）	○	○
MSI	×	○
TMB	×	×

においてMSI-Highと遺伝子増幅・欠失は治療提案の議論に用いることができるが，TMBは検査対象外の項目である。

　このようにがん遺伝子パネル検査にはコンパニオン診断が付随してはいるものの，次項で解説するがん遺伝子パネル検査の検査料（がんゲノムプロファイリング検査料）と結果説明料（がんゲノムプロファイリング評価提供料）の算定条件の関係で，実臨床においてがん遺伝子パネル検査をコンパニオン診断として使うことは少なく，コンパニオン診断能の多寡についてはあまり問題とはならない。コンパニオン診断能がない遺伝子変異（薬事承認済み）であってもエキスパートパネルを経て治療の提案がなされたならば，みなしコンパニオンとして変異に応じた治療を開始することが可能である。

4　検査期間と料金算定

　検査を希望される患者の受診回数について，通常は，初診，検査の同意と出検，結果説明の計3回となる。組織標本を用いた検査の場合，初診から，組織検体の準備，出検とエキスパートパネルを経て結果を返却できるまで約2カ月間を要する。血液検体を用いた検査では結果説明までの期間が若干短縮される。

　がん遺伝子パネル検査の保険点数は，どのパネルを選択しても同じで，検査出検時に44,000点（44万円），エキスパートパネル後の結果説明時に12,000点（12万円）の算定となる（2023年11月1日現在）。なお，実際の支払いは，加入している医療保険の自己負担割合，高額療養費制度の利用などにより異なる。

　注意する点として，44,000点はがんゲノムプロファイリング検査料としてがん遺伝子パネル検査を出検したときに算定できることと，12,000点はエキスパートパネルを経ての結果説明時にがんゲノムプロファイリング評価提供料として算定できることである（図3-10）。そのため，がんゲノムプロファイリング検査料は外来でのみ算定可能であるが，がんゲノムプロファイリング評価提供料は外来に加えて入院中（検査を行った病院）であっても算定できるようになった。

　もともとがん遺伝子パネル検査は薬事承認上，がんゲノムプロファイリング検査用としての遺伝子変異解析プログラムが認められ，包括的ながん関連遺伝子の解析が可能となっているが，同

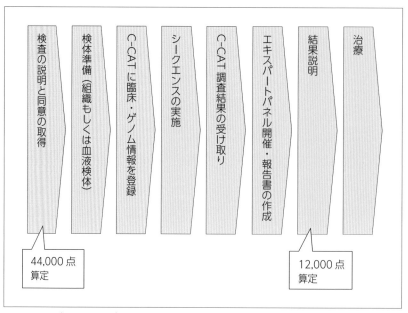

図3-10　がん遺伝子パネル検査の流れ

時に，抗悪性腫瘍薬適応判定用としての体細胞遺伝子変異解析プログラム，いわゆるコンパニオン診断薬としての機能も承認されているのである。前述したごとく，包括的ながんゲノムプロファイリングとしてがん遺伝子パネル検査を行えるのは標準治療が終了してからであるが，その終了を待たずにパネル検査を施行し，コンパニオン診断薬として特定の治療薬を選択することも保険診療上は可能である。

このように抗悪性腫瘍薬による治療法の選択を目的とした場合は，がんゲノムプロファイリング検査料ではなく該当する遺伝子変異などのコンパニオン診断料のみを算定することになり，残りの算定は標準治療終了後となる。さらに，結果説明時のがんゲノムプロファイリング評価提供料はエキスパートパネルを経てからの算定となるため，結局は標準治療が終了後のがんゲノムプロファイリング検査というのが，がん遺伝子パネル検査の基本的な使用方法となる。

5 エキスパートパネル

遺伝子変異の解析結果は，がん薬物療法の専門家，遺伝医学の専門家，病理の専門家，分子遺伝学やがんゲノム医療の専門家，認定遺伝カウンセラー®，がんゲノム医療コーディネーター，薬剤師などの複数の専門職で構成されるエキスパートパネルにて検討されて治療の提案に至る（図3-11）。保険診療上，エキスパートパネルでのがん遺伝子パネル検査の結果の検討を経たうえで患者に説明することで12,000点算定ができる。エキスパートパネルはがんゲノム医療中核拠点病院と拠点病院で自開催することが可能であるが，連携病院では自開催できないため中核拠点病院もしくは拠点病院が開催するエキスパートパネルに参加することになる（図3-12）。実際は距離的に遠い医療機関同士の会議になるためWebを利用して議論を行うことになり，クラウド上でデータ共有をしたうえでWeb会議を開催し結果を検討するなどの方法をとっている。

エキスパートパネルではC-CATから返却されるC-CAT調査結果などを参照することで全国

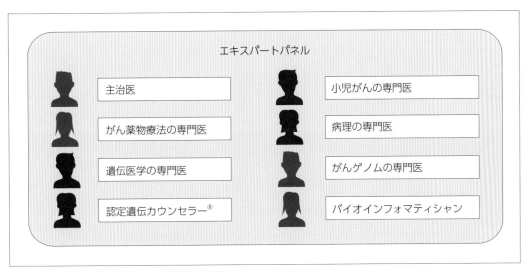

図 3-11　エキスパートパネルの構成員要件

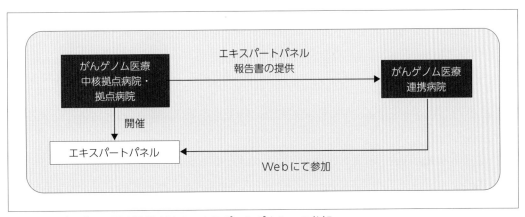

図 3-12　がんゲノム医療連携病院のエキスパートパネルへの参加

的に均一化された結果の解釈と治療の提案がなされることが重要視される[38]。

6 検査後の治療提案と治療到達率

　エキスパートパネルでの治療の提案は，保険診療，治験，患者申出療養といった枠組みのなかでなされ（図 3-13），がん遺伝子パネル検査後になんらかの治療の提案に至る例は 10％程度であるとこれまで報告されてきた[39]～[41]。実際に治療を受けた割合は，2020 年 2 月からの 1 年間に中核拠点病院でがん遺伝子パネル検査を受けた患者の 7.7％であった[42]。C-CAT データに基づくと，保険診療開始（2019 年 6 月）～2022 年 6 月末までに，全国で 30,822 人の固形がん患者ががん遺伝子パネル検査を受け，そのうち，44.5％の患者になんらかの治療薬の選択肢が提示され，9.4％の患者が実際になんらかの提示された治療薬を投与されたことがわかる（国立がん研究センター C-CAT ホームページ，2023 年 11 月 1 日アクセス）。

　保険適用薬での治療提案に至らなかった場合は治験や患者申出療養で治療の提案，もしくは情

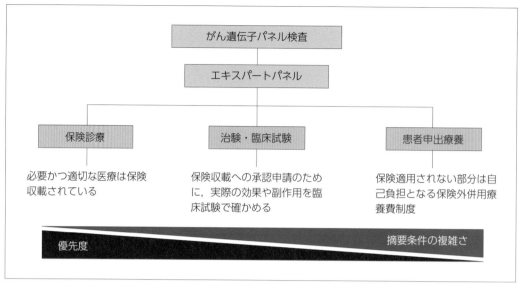

図 3-13　エキスパートパネルでの治療提案

報提供がなされることになる。C-CAT 調査結果には同定された変異に対する治験の情報と連絡先が掲載されているため，主治医が治験情報を容易に共有できるようになった。ただし，治験は参加適格基準を満たす必要があり，また，基準を満たしたとしても参加可能な医療機関が遠方であるなど，実際の参加までにはいくつかのハードルがある。通院時間が 120 分以内だと治験参加率が高くなるという報告もあり，治療提案となった治験の実施医療機関へのアクセスも考慮に入れる必要がある[43]。

　患者申出療養は，国内未承認薬の使用や参加対象外の治験への参加希望などの患者からの申し出に対して，その薬剤を保険外で使用を認めるという制度である。全国に 15 カ所指定されている臨床研究中核病院で計画されたうえで国からの許可の下，実施される。これまで同様，患者からの申し出に始まる制度ではあるが，国内承認済みの分子標的治療薬をリスト化してエキスパートパネルで治療提案がなされるようになったため，適用外使用の申し出に対応できるようになった。

7　二次的所見への対応と遺伝カウンセリング

　がん遺伝子パネル検査を行うと，生殖細胞系列変異に対応する必要が生じる。組織検体に加えて血液を解析に用いるマッチドペア検査である NCC オンコパネルと GenMineTOP パネルは生殖細胞系列変異が確定となる。一方で，組織検体のみの解析となる F1 CDx は二次的所見の疑いとして結果が返却される。あくまでも生殖細胞系列由来であることが推定される病的変異（presumed germline pathogenic variant；PGPV）の可能性があるのであって，確定には遺伝学的検査が必要となる[36]。リキッド検査である F1 Liquid CDx と G360 CDx は，血液中の循環腫瘍DNA 中のがん関連遺伝子を解析する。F1 Liquid CDx は腫瘍組織を用いた検査に比べ同定される体細胞バリアントのアレル頻度は低い値となり，生殖細胞系列バリアント疑いの判定が容易と予想されるが，F1 CDx と同様に生殖細胞系列変異の疑いとして検出されるので，確認の検査と

表 3-6　生殖細胞系列変異のフォローアップが必要ながん感受性遺伝子

推奨度	全年齢			30 歳以下
Most	BRCA1 BRCA2	MLH1 MSH2	MSH6 PALB2 RET	
High	BRIP1 MUTYH PMS2 RAD51C	RAD51D SDHAF2 SDHB SDHC	SDHD TMEM127 TSC2 VHL	APC PTEN RB1 TP53
Standard	ATM BAP1 BARD1 CHEK2 DICER1	FH FLCN NF1 PTCH1 POLD1	POLE SDHA SMAD3 SMARCB1 SUFU	

〔文献 44）より引用〕

表 3-7　ゲノム医療法の主な内容（2023 年 6 月 16 日公布・施行）

目的	ゲノム医療を安心して国民が受けられるための施策を推進する
ゲノム医療施策	・世界最高水準のゲノム医療の提供
	・研究開発の推進
	・医師と医療機関のゲノム医療への協力
	・ゲノム情報の保護と差別防止
	・患者相談支援体制の整備
	・専門的知識や技術を有する人材の確保と養成

して遺伝学的検査の提案が必要である[36]。欧州臨床腫瘍学会（ESMO）は二次的所見として扱うことが推奨される遺伝子のリストを公表している（表 3-6）[44][45]。このようなデータを基に本邦では AMED 小杉班による二次的所見の運用指針が示されており，腫瘍組織を用いたがん遺伝子パネル検査で，TP53，APC，NF1，PTEN，RB1，STK11 に病的変異が同定された場合には，体細胞遺伝子変異の可能性が高いので，発症年齢や家族歴などで生殖細胞系列変異が疑われなければ，二次的所見として扱わなくてよいとされている。これは，各遺伝子によって，体細胞遺伝子変異が多いのか，それとも生殖細胞系列変異が多いのかが異なるためである[45]。

　主治医は，がん遺伝子パネル検査を行う前に，二次的所見が見られた際には，「知りたいのか，知りたくないのか」を患者に確認し，同意書内に記載しておく必要がある。同定された二次的所見の疑いのある変異は，遺伝子の種類，腫瘍内での変異細胞の割合，発症年齢，病歴，家族歴などをエキスパートパネルで総合的に検討して，確定診断を要するか否かを判断される。2020 年 2 月からの 1 年間に中核拠点病院でがん遺伝子パネル検査を受けた患者のうち 10.3％が遺伝カウンセリングを受けるよう推奨を受けた[42]。ゲノム医療法では，生殖細胞系列変異は個人のみならずその家族の尊厳の保持に重大な影響を与えることから，変異情報の保護や差別を防ぐ必要があることが明記された（表 3-7）。実際の結果を前にすると，確定診断となった際の将来，疑いとなっ

た際の遺伝学的検査の実際，遺伝に関することなど，さまざまな悩みや不安が出てくる。そのためがん遺伝子パネル検査を行うがんゲノム医療病院は医師や認定遺伝カウンセラー® といった遺伝の専門家が遺伝カウンセリングを担当する体制を整える必要があり，結果の返却から遺伝カウンセリングまで継ぎ目がない対応が求められている。

第 **4** 章

消化器癌に対するがんゲノム医療

A　消化器癌に対するがんゲノム医療の現状

1　他領域に比べ遅れていた理由

　包括的なゲノムプロファイルの取得を目指すがん遺伝子パネル検査を用いたがんゲノム医療はまだその開始から数年しか経過していないが，それ以前より乳癌や肺癌においては遺伝子変異検索やそのほかのバイオマーカーを用いてのがんゲノム医療は行われてきていた。とくに肺腺癌はドライバー遺伝子が相互排他に同定されることとドライバー遺伝子変異に対する特異的な阻害薬の開発が進んだことより，ドライバー遺伝子変異に基づいた個別化医療の展開が先行している[17]。しかしながら，消化器癌では肺腺癌のような強力なドライバー遺伝子が同定されず，また，特異的な阻害薬が開発されていないこともあってがんゲノム医療が進展してこなかった。

2　課題はがん遺伝子パネル検査における多数の決まりごと

　がん遺伝子パネル検査を受ける患者数は消化器癌患者がもっとも多い一方で，なんらかの治療提案に至る例は全がん種の平均よりも低い[41]。一方で，がん遺伝子パネル検査後に治験に参加した患者数は，消化器癌（消化管癌と肝胆道系癌）患者が最多となっている[43]。近年の免疫チェックポイント阻害薬の実用化とともに，臓器横断的な治療標的の同定と薬剤の開発が進むことで個別化医療の選択肢が増え，消化器癌においても徐々にがんゲノム医療が本格化してきているといえよう。

　実際のがんゲノム医療，とくにがん遺伝子パネル検査の実施にあたっては多くの決まりごとや課題があり，その複雑さゆえ主治医が検査提出を躊躇する場面があるかもしれない。現状さまざまな不十分な点はあるものの，がん遺伝子パネル検査の保険収載はがん診療においては大きな一歩であり，かつ，必須のものである。検査自体は保険点数の変更や新しいパネル検査の導入など，年々さまざまな修正がなされており，今後もよりよいものになっていくと思われる。

　本章では各種消化器癌の治療ガイドラインが推奨する標準化学療法とその治療経過におけるがん遺伝子パネル検査の施行タイミングについて紹介する。がん遺伝子パネル検査によって同定される遺伝子変異のなかで注目すべきは，がん種ごとの治療標的となり得る変異と臓器横断的な治療標的となり得る変異である。臓器横断的な治療標的となり得る遺伝子変異の同定頻度はどのがん種においてもそれほど高くはないものの，がん種を問わず治療提案できるため変異検索する必要度は高い。

　消化器癌においても MSI-High（表4-1）[46][47]と TMB-High[48]〜[50]に対する免疫チェックポイント阻害薬のニボルマブとペムブロリズマブはすでに標準治療に取り込まれている。また，NTRK 融合遺伝子（neurotrophic receptor tyrosine kinase）も非常にまれな変異であるが（表4-2）[51]，特異的な阻害薬が高い奏効率をもたらすことから，消化器癌においても変異の有無を確認する必要がある[52]。そのため，標準治療を行いつつ，並行してがん遺伝子パネル検査を施行するタイミングを図るという治療戦略を立てていく必要があろう。なお，各がん種ごとに推奨される化学療法レジメンの詳細については，各種ガイドラインを参照されたい。

表 4-1　消化器癌における MSI-High 同定頻度

消化器癌	解析数	MSI-High 例数	MSI-High 頻度（%）
小腸癌	139	12	8.63
胃癌	1,929	130	6.74
十二指腸癌	125	7	5.60
大腸癌	10,226	387	3.78
胆道癌	1,036	23	2.22
胆嚢癌	200	3	1.50
肝癌	452	5	1.11
食道癌	1,014	11	1.08
膵癌	2,775	21	0.76

〔文献 46）より引用・改変〕

表 4-2　消化器癌における *NTRK* 融合遺伝子同定頻度

消化器癌	解析数	*NTRK* 融合遺伝子例数	*NTRK* 融合遺伝子頻度（%）
GIST	1,445	8	0.55
食道癌	7,469	18	0.24
大腸癌	34,697	77	0.22
胆嚢癌	3,156	7	0.22
胆管癌	5,451	11	0.20
膵癌	16,825	28	0.17
胃癌	5,045	8	0.16
小腸癌	1,462	2	0.14
肝癌	1,761	1	0.06

〔文献 51）より引用・改変〕

B　臓器別ゲノム医療の実際

1　食道癌

　切除不能進行・再発食道癌に対する一次治療は，シスプラチン＋5-FU＋ペムブロリズマブ併用療法，シスプラチン＋5-FU＋ニボルマブ併用療法もしくは，イピリムマブ＋ニボルマブ併用療法が推奨される（図 4-1）[53)~55)]。これらのレジメンの使い分けには明確な基準はなく，患者の全身状態および，腫瘍細胞のみの PD-L1 発現量（tumor proportion score；TPS），忍容性などを考慮して選択がなされる。一次治療不応後の二次治療は，抗 PD-1 抗体薬の使用歴がない場合は，ニボルマブ療法が推奨となり，MSI-High もしくは TMB-High，さらには腫瘍における

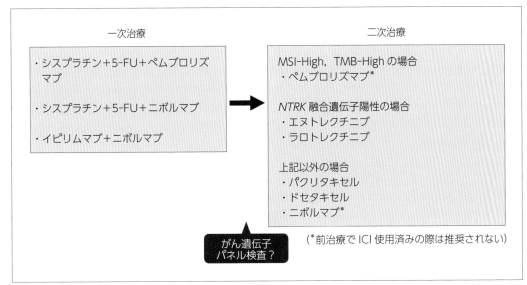

〔文献 53）より引用・改変〕

図 4-1　進行食道癌の推奨レジメンとがんゲノム医療

PD-L1 発現量（combined positive score；CPS）≧10 の扁平上皮癌に対してはペムブロリズマブが推奨となる。しかしながら，一次治療で免疫チェックポイント阻害薬が使用された場合は，二次治療以降においてニボルマブとペムブロリズマブの投与は推奨されずタキサン系（パクリタキセルとドセタキセル）レジメンの投与が推奨となる。

　食道癌における MSI-High の頻度は 1%程度（**表 4-1**），ほかのがん種に比べて比較的同定頻度が高いとされる *NTRK* 融合遺伝子の頻度は 1%未満（**表 4-2, 表 4-3**）と非常にまれであるものの，これらの分子標的治療薬使用を視野に入れると，一次治療から二次治療の間にはがん遺伝子パネル検査の施行を検討すべきであろう。

❷ 胃　癌

　切除不能進行・再発胃癌に対してがん遺伝子パネル検査を行うことは推奨されてはいるものの，まずは一次治療開始前に，すでに確立したバイオマーカーである HER2 発現の評価が最優先される。HER2 発現の有無は，免疫組織化学検査（immunohistochemistry；IHC）法と蛍光 *in situ* ハイブリダイゼーション（fluorescence *in situ* hybridization；FISH）法によってなされ，IHC3＋もしくは IHC2＋かつ FISH 陽性で HER2 発現陽性と判定する。HER2 陽性であれば，抗 HER2 抗体薬であるトラスツズマブと SP，XP，SOX，CapeOX の併用療法が一次治療として推奨される（**図 4-2**）[56)57)]。一方，HER2 陰性であった場合は，SP，XP，SOX，CapeOX，FOLF-OX といった化学療法が一次治療として推奨されるが，PD-L1 発現の程度によって免疫チェックポイント阻害薬であるニボルマブを併用することを考慮する[58)]。腫瘍における PD-L1 CPS が治療効果と関連することから，一次治療開始前に可能な限り CPS を評価することが望ましい。二次治療はパクリタキセルとラムシルマブの併用療法が推奨される。がん遺伝子パネル検査の変異検索結果によって，MSI-High もしくは TMB-High であった場合はペムブロリズマブ投与，

表 4-3　食道癌・胃癌における *NTRK* 融合遺伝子発現頻度

	NTRK 融合遺伝子 陽性例数/解析例数 （頻度%）	同定された *NTRK* 融合遺伝子
TCGA study		
食道胃腺癌	1/528　(0.19)	*PEAR1-NTRK1, NTRK1-STK11*
食道胃接合部腺癌	1/268　(0.37)	*RRP15-NTRK1*
食道腺癌	1/968　(0.10)	*NAV1-NTRK1*
食道扁平上皮癌	0/508　(0)	–
胃癌	0/1,672　(0)	–
China Pan-cancer study		
食道腺癌	0/12　(0)	–
食道扁平上皮癌	2/582　(0.3)	*NTRK3-NFATC1, NTRK3-SEC11A*
胃癌	7/850　(0.8)	*INSRR1-NTRK1, SLC24A2-NTRK2,* *LRRC28-NTRK3, LOC100507065-NTRK3,* *Intergenic-NTRK3, NTRK3-Intergenic*

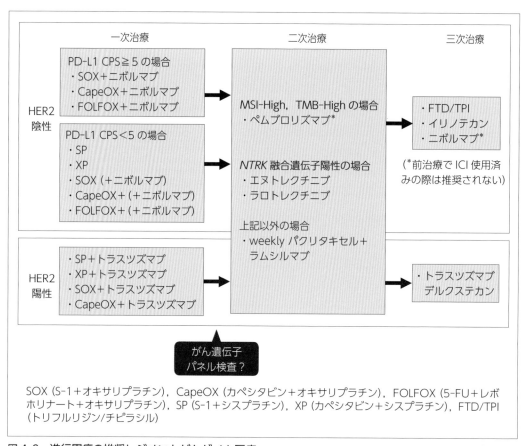

SOX (S-1＋オキサリプラチン)，CapeOX (カペシタビン＋オキサリプラチン)，FOLFOX (5-FU＋レボホリナート＋オキサリプラチン)，SP (S-1＋シスプラチン)，XP (カペシタビン＋シスプラチン)，FTD/TPI (トリフルリジン/チピラシル)

図 4-2　進行胃癌の推奨レジメンとがんゲノム医療

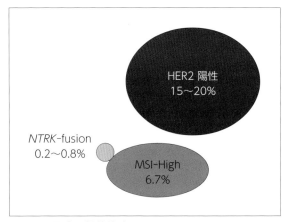

図4-3　胃癌の標的治療

NTRK 融合陽性であった場合はエヌトレクチニブもしくはラロトレクチニブの投与が推奨される。ただし，前治療でニボルマブが既投与である際は，ペムブロリズマブは推奨されない。また，HER2陽性であれば三次治療としてトラスツズマブ デルクステカンを選択肢としてあげることができる[59]。

　胃癌における分子標的治療薬による標的治療候補としては，HER2（15〜20％），MSI-High，*NTRK* 融合となる（図4-3）。MSI-Highの頻度は7％程度で消化器癌のなかでは高いものの（表4-1），*NTRK* 融合遺伝子の頻度は1％未満と非常にまれである（表4-2）。欧米人を中心としたTCGAのデータでは *NTRK* 融合遺伝子は胃癌においては同定されないが，アジア人（中国）のデータでは胃癌で *NTRK* 融合遺伝子が同定されているため，人種差などによって変異頻度が異なるのかもしれない（表4-3）。これらの分子標的治療薬使用を視野に入れると，一次治療から二次治療の間にはがん遺伝子パネル検査の施行を検討すべきであろう。

3 十二指腸癌・小腸癌

　十二指腸癌を含む小腸癌は希少癌であって，切除不能・再発例に対する標準治療として確立されたものはなく，現状として一次治療にプラチナ製剤を含むレジメンが用いられることが多い。標準治療のない腫瘍として，一次治療開始前後にがん遺伝子パネル検査の施行を検討してよい。臓器横断的な治療薬が適応となるのはほかのがん種同様で，MSI-HighもしくはTMB-Highであった場合はペムブロリズマブ投与，*NTRK* 融合陽性であった場合はエヌトレクチニブもしくはラロトレクチニブの投与が推奨される。とくに，MSI-Highの同定頻度は消化器癌のなかでも十二指腸癌と小腸癌は高いため（表4-1），MSI検査の施行は強く推奨される。

4 大腸癌

　切除不能進行・再発大腸癌に対してもがん遺伝子パネル検査を行うことは推奨されてはいるものの，適応としてはほかのがん種同様に標準治療終了後となるので，まずは一次治療開始前にすでに確立したバイオマーカーであるMSI/MMR検査，*RAS/RAF*（*BRAF* V600E）変異，HER2発現の評価が優先される。MSI-High/dMMRであった場合はペムブロリズマブ，ニボルマブ，

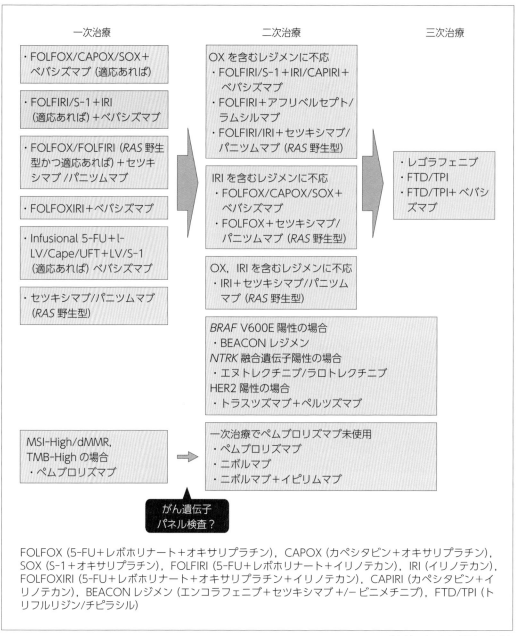

一次治療

- ・FOLFOX/CAPOX/SOX＋ベバシズマブ（適応あれば）
- ・FOLFIRI/S-1＋IRI（適応あれば）＋ベバシズマブ
- ・FOLFOX/FOLFIRI (*RAS* 野生型かつ適応あれば）＋セツキシマブ/パニツムマブ
- ・FOLFOXIRI＋ベバシズマブ
- ・Infusional 5-FU＋l-LV/Cape/UFT＋LV/S-1（適応あれば）ベバシズマブ
- ・セツキシマブ/パニツムマブ（*RAS* 野生型）

MSI-High/dMMR，TMB-High の場合
- ・ペムブロリズマブ

二次治療

OX を含むレジメンに不応
- ・FOLFIRI/S-1＋IRI/CAPIRI＋ベバシズマブ
- ・FOLFIRI＋アフリベルセプト/ラムシルマブ
- ・FOLFIRI/IRI＋セツキシマブ/パニツムマブ (*RAS* 野生型）

IRI を含むレジメンに不応
- ・FOLFOX/CAPOX/SOX＋ベバシズマブ
- ・FOLFOX＋セツキシマブ/パニツムマブ (*RAS* 野生型）

OX，IRI を含むレジメンに不応
- ・IRI＋セツキシマブ/パニツムマブ (*RAS* 野生型）

BRAF V600E 陽性の場合
- ・BEACON レジメン
NTRK 融合遺伝子陽性の場合
- ・エヌトレクチニブ/ラロトレクチニブ
HER2 陽性の場合
- ・トラスツズマブ＋ペルツズマブ

一次治療でペムブロリズマブ未使用
- ・ペムブロリズマブ
- ・ニボルマブ
- ・ニボルマブ＋イピリムマブ

三次治療

- ・レゴラフェニブ
- ・FTD/TPI
- ・FTD/TPI＋ベバシズマブ

がん遺伝子パネル検査？

FOLFOX (5-FU＋レボホリナート＋オキサリプラチン)，CAPOX (カペシタビン＋オキサリプラチン)，SOX (S-1＋オキサリプラチン)，FOLFIRI (5-FU＋レボホリナート＋イリノテカン)，IRI (イリノテカン)，FOLFOXIRI (5-FU＋レボホリナート＋オキサリプラチン＋イリノテカン)，CAPIRI (カペシタビン＋イリノテカン)，BEACON レジメン (エンコラフェニブ＋セツキシマブ＋/－ビニメチニブ)，FTD/TPI (トリフルリジン/チピラシル)

〔文献61）より引用・改変〕

図 4-4　大腸癌の推奨レジメンとがんゲノム医療

イピリムマブの投与が推奨される[60]（図 4-4）[61]。また，*RAS*（*KRAS/NRAS*）遺伝子が野生型であった場合は抗 EGFR 抗体薬（セツキシマブ，パニツムマブ）の投与が推奨される。*BRAF* V600E 変異陽性であった場合にはエンコラフェニブ（BRAF 阻害薬），ビニメチニブ（MEK 阻害薬），セツキシマブの 3 剤併用，もしくは，エンコラフェニブとセツキシマブの 2 剤併用の BEACON レジメンが推奨となる[62)63]。HER2 陽性であった場合は，トラスツズマブとペルツズマブの併用が推奨される[64]。HER2 発現の判定は，IHC 法で 3＋を発現陽性と判定し，2＋であっ

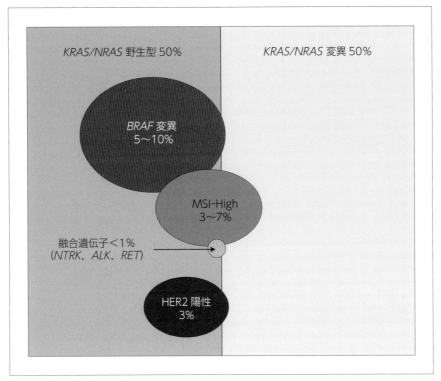

KRAS/NRAS 野生型 50%　　　　　　KRAS/NRAS 変異 50%

BRAF 変異
5〜10%

MSI-High
3〜7%

融合遺伝子＜1%
(NTRK, ALK, RET)

HER2 陽性
3%

〔文献 65）より引用・改変〕

図 4-5　大腸癌の標的治療

た場合は ISH 法にて *ERBB2* 増幅を確認して判定することになる。

　がん遺伝子パネル検査の結果で *ERBB2* 増幅が認められた場合，エキスパートパネルの場におい
て HER2 陽性と判断され，トラスツズマブ＋ペルツズマブが治療提案されることは妥当と考え
られている（大腸癌研究会委員会コメント，2022 年 3 月）。ほかのがん種同様，*NTRK* 融合
陽性であった場合はエヌトレクチニブもしくはラロトレクチニブの投与が推奨される。

　実際の大腸癌において分子標的治療薬投与の割合は，*BRAF* V600E（5〜10%），MSI-High
（3〜7%），HER2（3%）程度である（図 4-5）[65]。MSI-High の頻度は日本人データで 3.8% 程度
であり，消化器癌のなかでは高いとはいえない（表 4-1）。また，*NTRK* 融合遺伝子などの融合
遺伝子の同定率は非常に低いものの（表 4-2），MSI-High かつ *RAS/RAF* 野生型大腸癌におい
ては融合遺伝子が同定される頻度が高く（26%，一方で MSI-High かつ *RAS/RAF* 変異陽性にお
ける融合遺伝子の同定頻度は 1.9%），*NTRK* 融合，*ALK* 融合，*RET* 融合遺伝子の同定が報告
されている[66]。これらの分子標的治療薬使用を視野に入れると，一次治療から二次治療の間には
がん遺伝子パネル検査の施行を検討すべきであろう。

5 肝　癌

　切除不能進行肝細胞癌に対する一次治療は複合免疫療法であるアテゾリズマブ＋ベバシズマブ
併用療法またはトレメリムマブ＋デュルバルマブ併用療法が推奨される[67]。一方，これらの複合

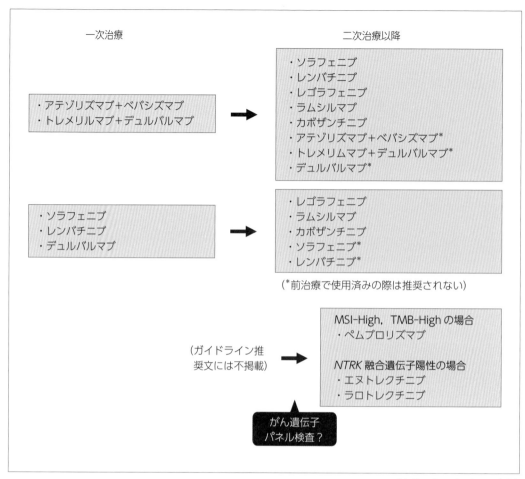

一次治療

・アテゾリズマブ+ベバシズマブ
・トレメリルマブ+デュルバルマブ

・ソラフェニブ
・レンバチニブ
・デュルバルマブ

（ガイドライン推
奨文には不掲載）

がん遺伝子
パネル検査？

二次治療以降

・ソラフェニブ
・レンバチニブ
・レゴラフェニブ
・ラムシルマブ
・カボザンチニブ
・アテゾリズマブ+ベバシズマブ*
・トレメリムマブ+デュルバルマブ*
・デュルバルマブ*

・レゴラフェニブ
・ラムシルマブ
・カボザンチニブ
・ソラフェニブ*
・レンバチニブ*

(*前治療で使用済みの際は推奨されない)

MSI-High，TMB-High の場合
・ペムブロリズマブ

NTRK 融合遺伝子陽性の場合
・エヌトレクチニブ
・ラロトレクチニブ

〔文献 68）より引用・改変〕

図 4-6　肝細胞癌の推奨レジメンとがんゲノム医療

免疫療法が適さない場合はソラフェニブまたはレンバチニブ，デュルバルマブが推奨となる。二次治療以降は一次治療で選択されなかったレジメンに加えて，レゴラフェニブ，ラムシルマブ，カボザンチニブといった薬剤が前治療歴に応じて選択肢にあがる（図 4-6）[68]。

　肝細胞癌における MSI-High（1.11%）（表 4-1）と *NTRK* 融合遺伝子（0.06%）の同定頻度は非常に低いこと（表 4-2）と，肝細胞癌症例が MSI-High と *NTRK* 融合遺伝子に対する薬剤の治験に組み込まれていなかったなどの理由により，『肝癌診療ガイドライン』[68]にはこれらの臓器横断的な治療薬についての推奨文は掲載されていない（表 4-1，4-2）。しかしながら，がん遺伝子パネル検査にてこれらの遺伝子異常が同定された場合には治療の選択肢となり得ることから，標準治療終了後にがん遺伝子パネル検査の施行を検討してもよいと思われる。

6 胆道癌

　切除不能進行胆道癌に対する一次治療は，ゲムシタビン＋シスプラチン＋S-1，ゲムシタビン＋シスプラチン，ゲムシタビン＋S-1 併用療法が推奨となる（図 4-7）[69)70]。二次治療以降はゲム

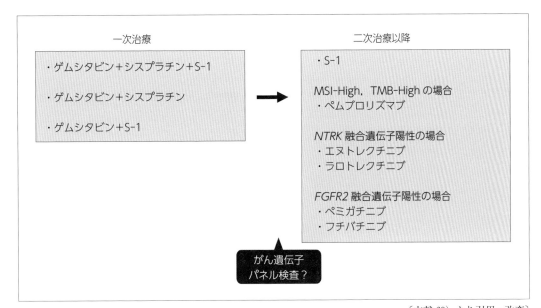

一次治療

・ゲムシタビン＋シスプラチン＋S-1

・ゲムシタビン＋シスプラチン

・ゲムシタビン＋S-1

二次治療以降

・S-1

MSI-High，TMB-High の場合
・ペムブロリズマブ

NTRK 融合遺伝子陽性の場合
・エヌトレクチニブ
・ラロトレクチニブ

FGFR2 融合遺伝子陽性の場合
・ペミガチニブ
・フチバチニブ

がん遺伝子
パネル検査？

〔文献 69）より引用・改変〕

図 4-7　胆道癌の推奨レジメンとがんゲノム医療

シタビン＋シスプラチンが不応であった場合は S-1 が推奨できるが，その他の選択肢に乏しい。そのため胆道癌においては，一次治療が終わる見込み頃にがん遺伝子パネル検査の施行を検討すべきであろう。

　FGFR2 融合遺伝子陽性に対してはペミガチニブもしくはフチバチニブが推奨となる[71]。臓器横断的な治療薬が適応となるのはほかのがん種同様で，MSI-High もしくは TMB-High であった場合はペムブロリズマブ投与，*NTRK* 融合遺伝子陽性であった場合はエヌトレクチニブもしくはラロトレクチニブの投与が推奨される。また，デュルバルマブが新たに保険適用となり，今後ゲムシタビン＋シスプラチンとの併用療法が治療レジメンに追加されていくと思われる。

　胆道癌に共通して同定されるのは *TP53*，*BRCA1/2*，*PIK3CA* といった遺伝子変異であるが，近年の研究成果にて胆道癌は原発部位によって遺伝子変異プロファイルが異なることが明らかとなった[72]。肝内胆管癌では *FGFR2* 融合遺伝子（10%）と *IDH1/2* 変異が主に同定される一方で，肝外胆管癌では *PRKACA* もしくは *PRKACB* 融合遺伝子が，胆嚢癌では *EGFR*，*ERBB3*，*PTEN* といった遺伝子異常が同定される。

　胆道癌でがん遺伝子パネル検査の施行を検討する際には，組織検体の適格基準に注意を払う必要がある。切除手術困難例では内視鏡的な生検検体でのがん遺伝子パネル検査を行う場合があり，検査の検体基準を満たしていないとの理由からリキッド検査の適応となる例が多くなる。

7　膵　癌

　膵癌においても標準治療が終了となった例，もしくは終了が見込まれる例に対してがん遺伝子パネル検査は適応となる。膵癌の腫瘍組織は間質が占める割合が高いため手術切除検体であっても腫瘍含有率が低い傾向がある。胆道癌同様，切除手術困難例では内視鏡的な生検検体でのがん

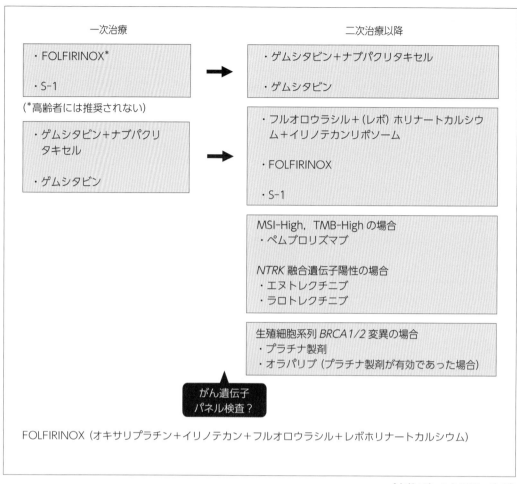

一次治療

- ・FOLFIRINOX*
- ・S-1

(*高齢者には推奨されない)

- ・ゲムシタビン+ナブパクリ
  タキセル
- ・ゲムシタビン

二次治療以降

- ・ゲムシタビン+ナブパクリタキセル
- ・ゲムシタビン

- ・フルオロウラシル+（レボ）ホリナートカルシウ
  ム+イリノテカンリポソーム
- ・FOLFIRINOX
- ・S-1

MSI-High，TMB-High の場合
- ・ペムブロリズマブ

NTRK 融合遺伝子陽性の場合
- ・エヌトレクチニブ
- ・ラロトレクチニブ

生殖細胞系列 *BRCA1/2* 変異の場合
- ・プラチナ製剤
- ・オラパリブ（プラチナ製剤が有効であった場合）

がん遺伝子
パネル検査？

FOLFIRINOX（オキサリプラチン+イリノテカン+フルオロウラシル+レボホリナートカルシウム）

〔文献 73）より引用・改変〕

図 4-8　膵癌の推奨レジメンとがんゲノム医療

遺伝子パネル検査を行う場合があり，検査の検体基準を満たしていないとの理由からリキッド検査へ移行となる例が多くなる。

　切除不能進行膵癌に対する一次治療は，FOLFIRINOX，S-1，ゲムシタビン，ゲムシタビン+ナブパクリタキセル併用療法が推奨となる（図 4-8）[73)74)]。二次治療は一次治療で選択されなかったレジメンが推奨される。臓器横断的な治療薬が適応となるのはほかのがん種同様で，MSI-High もしくは TMB-High であった場合はペムブロリズマブ投与，*NTRK* 融合遺伝子陽性であった場合はエヌトレクチニブもしくはラロトレクチニブの投与が推奨される。膵癌においても，ほかのがん種同様に一次治療から二次治療の間にはがん遺伝子パネル検査の施行を検討すべきであろう。ただ実際は，膵癌は進行が早いため，がん遺伝子パネル検査後に化学療法ができる全身状態を保てているタイミングにて検査を行うことが求められる。

　膵癌ではとくに二次的所見の取り扱いが重要になってくる。生殖細胞系列の *BRCA1/2* 変異をもつ例に対しては合成致死性を示す PARP の阻害薬であるオラパリブがプラチナレジメン後の維持療法として保険承認されている[75)]。そのため，BRACAnalysis が生殖細胞系列の *BRCA1/2* 変

異に対するコンパニオン診断としてすでに承認されており，がん遺伝子パネル検査の結果で*BRCA1/2* 遺伝子の二次的所見が指摘された際は，確定診断のための遺伝学的検査の対象となる。

　膵癌は *KRAS*，*TP53*，*CDKN2A*，*SMAD4* の4つの遺伝子変異が大部分を占めるが，現状でこれらの変異に対する分子標的治療薬は実用化されていない[76)77)]。約90％の膵癌において同定される *KRAS* 変異のうち[78)79)]，*KRAS* G12C 変異に対する特異的阻害薬のソトラシブが治療効果を示していることから今後の実用化が期待されている[80)]。

第 5 章

がんゲノム医療の課題と将来展望

A　がんゲノム医療に関わるさまざまな職種と人材育成

1　主治医を中心としたチーム医療

　がんゲノム医療はさまざまな専門家が関わるチーム医療として提供される。主治医が中心となるのはもちろんだがそれだけでは成り立たず，がん遺伝子パネル検査を円滑に進めるために多くの職種が関わっている（図5-1）。がんゲノム医療，とくにがん遺伝子パネル検査を円滑に進めるためにがんゲノム医療コーディネーターの業務は多岐にわたり，検査の実務を担うことになる。また，がん遺伝子パネル検査はC-CAT登録，検査会社とのやり取り，エキスパートパネル準備と結果報告書作成といった事務作業も多く，そのすべてを主治医が行うのは現実的には困難であろう。がん遺伝子パネル検査1件につき，医師は2.7時間，非医師は4.9時間の合計7.6時

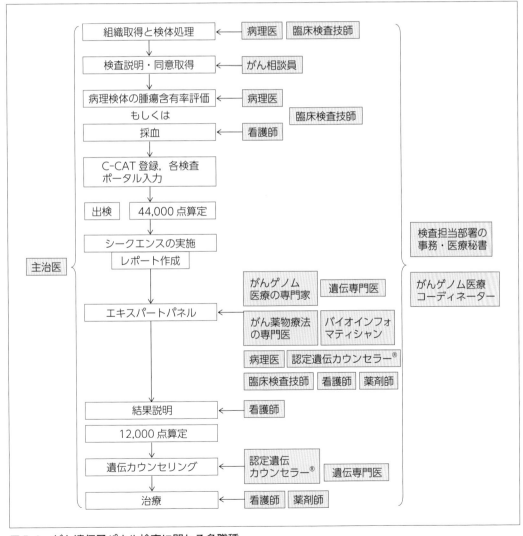

図5-1　がん遺伝子パネル検査に関わる多職種

間の事務作業を要するとのデータもある[81]。主治医の負担を減らし，検査を円滑に進めるためには，事務作業を担当もしくは代行入力する事務職や医療秘書を活用していく必要がある。

　がんゲノム医療やがん遺伝子パネル検査に関する相談であれば，がん相談支援センター（医療相談室，地域医療連携室）を窓口とすることができる。これらは，がん診療連携拠点病院，小児がん拠点病院，地域がん診療病院に設置されているがんに関する相談窓口で，がんゲノム医療に関する相談事ももちろんその業務内容に含まれている。

② 人材育成

　がんゲノム医療の遂行にあたっては従来の医療にはなかったゲノムに関する知識が求められるため，人材の育成が重要となってくる。その養成と専門性の確保のために学会などにより認定される資格がある。臨床遺伝専門医，病理専門医（分子病理），がん薬物療法専門医といった医師が取得する資格に加え，がんゲノム医療コーディネーターや認定遺伝カウンセラー® といった医師以外の医療職が取得する資格もある。いずれの資格においても取得者はまだまだ少なく，今後のがんゲノム医療の拡充には必須の人材であるため，さらなる教育体制の充実と取得者の増加が求められる。

B　がん遺伝子パネル検査の諸問題点と今後の展望

① 検査実施上の問題点

　これまでがん遺伝子パネル検査の実際について論じてきたので，最後に検査実施にまつわるいくつかの問題点について紹介する。

　保険診療開始当初から議論の的になっている点は，保険診療上は標準治療終了後（あるいは，終了が見込まれる時点）に実施可能となる点であろう。検査の適格患者は，エキスパートパネルにて治療提案がなされた後にその治療を受けられるだけの全身状態を保っていることが検査の大前提となっているが，標準治療の終了を待つことによってその薬剤の不応による腫瘍の増大や全身状態の悪化が免れない（図5-2）。

② 患者アクセスの改善に向けての政策提言（日本医療政策機構）

　このようななか，日本医療政策機構は，がんゲノム医療への患者アクセスの改善に向けての政策提言を公表した（2023年8月）。そのなかにはがん遺伝子パネル検査の実施に関する提言も複数あり，がん遺伝子パネル検査の実施時期・回数の柔軟化を求める点が含まれている。初回化学療法前にがん遺伝子パネル検査の実施が可能となれば，治療到達率を高められ，さらに治療奏効率を高めることを目指せるようになる[82]。

　ただ一方で，現状のような生涯1回限りの検査であると，がん遺伝子パネル検査施行後の初回治療にて奏効が得られたがその後の再発時には遺伝子変異プロファイルを得ることができない点や，腫瘍の進行程度によってはリキッド検査では遺伝子変異プロファイルを得ることができない点などの問題も起こると想定される（図5-3）。そのため，提言には複数回の施行を可能とする

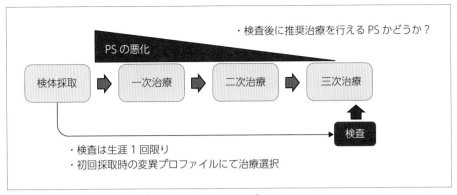

図 5-2　現在のがん遺伝子パネル検査のタイミング

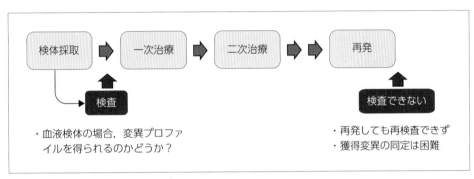

図 5-3　検査を早期に施行すればよいのか？

要望も含まれており，組織を用いた初回検査に基づいた初回治療後にリキッド検査を行う想定とすると，リキッド検査によって直近の変異プロファイル，化学療法による遺伝子の変異，とくにドライバー遺伝子の獲得変異情報を得ることができると想定される[83)84)]。

　このがん遺伝子パネル検査の実施時期・回数の柔軟化を求める提言に従うと，検査数の大幅な増加が想定される。そのため，エキスパートパネルで検討する症例を絞り込むことでがん遺伝子パネル検査の業務を減らすことも同時に提言されている。現状，エキスパートパネルの準備と参加に費やす時間ががん遺伝子パネル検査業務のなかでもっとも多いためである[81)]。エキスパートパネルでの治療提案は全国での均てん化・標準化が求められるため，治療が提案できる例やその判断に迷う例はエキスパートパネルに付託することになる（図 5-4）。主治医の判断にゆだねられる場面が多くなることから，C-CAT 結果報告書や各医療機関独自に作成している結果報告書がますます重要になってくる。現在，C-CAT 結果報告書は保険診療内での治療提案や臨床治験の情報については情報格差がなくなりつつあるが，患者申出療養の詳細な情報はなかなか得にくい。

　また，エキスパートパネル後に新規募集が開始された臨床治験の情報をいかにして過去にがん遺伝子パネル検査を受けた患者に提供できるか，という問題が残されており，C-CAT 結果報告の情報のアップデート（リアルタイム化）も今後の課題であろう。さらに，検査数が増えることで二次的所見に対する対応も増えると想定される。しかしながら，遺伝カウンセリングは全例保

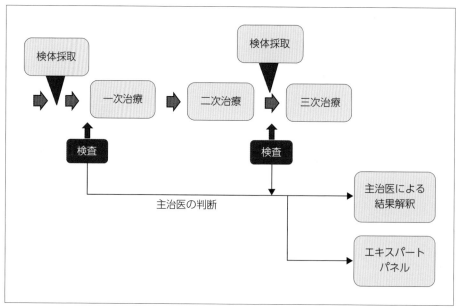

図 5-4　理想の検査のタイミングは？

険診療とはなっていない点や認定遺伝カウンセラー®不足の問題が依然として残っている。その
ため，日本医療政策機構の提言では遺伝カウンセリングのオンライン化も検討項目にあげてお
り，今後の課題であろう。

❸ 治療到達率上昇に向けての展望

　最後に，がん遺伝子パネル検査に関する要望としてもっと多い点は，治療到達率の上昇であろ
う。C-CAT データによると，がん遺伝子パネル検査を受けた患者のうち，エキスパートパネル
で治療提案され実際にその治療を受けられた患者は 1 割に満たない。遺伝子の変異はみつかれど
も治療薬がない，という患者を減らしていくために薬剤研究開発・治験の推進，薬事承認の迅速
化，保険診療・臨床治験・患者申出療養といった受け皿体制のさらなる整備などを行っていく必
要がある。がん対策推進基本計画（第 4 期）とゲノム医療法などの法整備も進んできており，さ
らなるがんゲノム医療の拡充が期待される。

おわりに

　消化器外科医もがんゲノム医療に関わることが日常的となり，患者やその家族，医療従事者に対してがん遺伝子パネル検査を含むがんゲノム医療について説明する機会が増えていると思われる。現在のがん遺伝子パネル検査はがんに関連する変異を調べるものが主だが，二次的所見などへの対応も求められるため，さまざまな知識を得ておく必要がある。今後も，検査適応や施行タイミングの修正，さらに全ゲノム解析検査の導入などがんゲノム医療は改良されつつ日常臨床にさらに取り込まれていくことは確実であろう。手術後の再発を予測する検査や早期のがんを発見するスクリーニング検査などの新たな技術開発も進められており，今後の技術の進歩が期待されている。

文　　献

1) Tomasetti C, Li L, Vogelstein B : Stem cell divisions, somatic mutations, cancer etiology, and cancer prevention. Science 355 (6331) : 1330～1334, 2017.

2) Tomasetti C, Vogelstein B : Cancer etiology : Variation in cancer risk among tissues can be explained by the number of stem cell divisions. Science 347 : 78～81, 2015.

3) Jalal S, Earley JN, Turchi JJ : DNA repair : From genome maintenance to biomarker and therapeutic target. Clin Cancer Res 17 : 6973～6984, 2011.

4) Kunkel TA : DNA replication fidelity. J Biol Chem 279 : 16895～16898, 2004.

5) Iyer RR, Pluciennik A, Burdett V, et al : DNA mismatch repair : Functions and mechanisms. Chem Rev 106 : 302～323, 2006.

6) Jiricny J : The multifaceted mismatch-repair system. Nat Rev Clin Oncol 7 : 335～346, 2006.

7) Huntsman DG, Carneiro F, Lewis FR, et al : Early gastric cancer in young, asymptomatic carriers of germ-line E-cadherin mutations. N Engl J Med 344 : 1904～1909, 2001.

8) Maxwell KN, Domchek SM : Cancer treatment according to BRCA1 and BRCA2 mutations. Nat Rev Clin Oncol 9 : 520～528, 2012.

9) Momozawa Y, Sasai R, Usui Y, et al : Expansion of cancer risk profile for BRCA1 and BRCA2 pathogenic variants. JAMA Oncol 8 : 871～878, 2022.

10) Usui Y, Taniyama Y, Endo M, et al : *Helicobacter pylori*, homologous-recombination genes, and gastric cancer. N Engl J Med 388 : 1181～1190, 2023.

11) Shiraishi K, Okada Y, Takahashi A, et al : Association of variations in HLA class II and other loci with susceptibility to *EGFR*-mutated lung adenocarcinoma. Nat Commun 7 : 12451, 2016.

12) Shi J, Shiraishi K, Choi J, et al : Genome-wide association study of lung adenocarcinoma in East Asia and comparison with a European population. Nat Commun 14 : 3043, 2023.

13) Cancer Genome Atlas N : Comprehensive molecular characterization of human colon and rectal cancer. Nature 487 (7407) : 330～337, 2012.

14) Vogelstein B, Papadopoulos N, Velculescu VE, et al : Cancer genome landscapes. Science 339 (6127) : 1546～1558, 2013.

15) Yachida S, Iacobuzio-Donahue CA : Evolution and dynamics of pancreatic cancer progression. Oncogene 32 : 5253～5260, 2013.

16) Biankin AV, Waddell N, Kassahn KS, et al : Pancreatic cancer genomes reveal aberrations in axon guidance pathway genes. Nature 491 (7424) : 399～405, 2012.

17) Saito M, Shiraishi K, Kunitoh H, et al : Gene aberrations for precision medicine against lung adenocarcinoma. Cancer Sci 107 : 713～720, 2016.

18) Saito M, Shimada Y, Shiraishi K, et al : Development of lung adenocarcinomas with exclusive dependence on oncogene fusions. Cancer Res 75 : 2264～2271, 2015.

19) Petrelli F, Ghidini M, Ghidini A, et al : Outcomes following immune checkpoint inhibitor treatment of patients with microsatellite instability-high cancer : A systematic review and meta-analysis. JAMA Oncol 6 : 1068～1071, 2020.

20) Yarchoan M, Hopkins A, Jaffee EM : Tumor mutational burden and response rate to PD-1 inhibition. N Engl J Med 377 : 2500～2501, 2017.

21) Chalmers ZR, Connelly CF, Fabrizio D, et al : Analysis of 100,000 human cancer genomes reveals the landscape of tumor mutational burden. Genome Med 9 : 34, 2017.

22) Pagel KA, Antaki D, Lian A, et al : Pathogenicity and functional impact of non-frameshifting insertion/deletion variation in the human genome. PLoS Comput Biol 15 : e1007112, 2019.

23) George J, Saito M, Tsuta K, et al : Genomic amplification of CD274 (PD-L1) in small-cell lung cancer. Clin Cancer Res 23 : 1220～1226, 2017.

24) Kohno T, Ichikawa H, Totoki Y, et al : KIF5B-RET fusions in lung adenocarcinoma. Nat Med 18 : 375～377, 2012.

25) Mizukami T, Shiraishi K, Shimada Y, et al : Molecular mechanisms underlying oncogenic RET fusion in lung adenocarcinoma. J Thorac Oncol 9 : 622～630, 2014.

26）Zhou C, Solomon B, Loong HH, et al：First-line selpercatinib or chemotherapy and pembrolizumab in RET fusion-positive NSCLC. N Engl J Med 389：1839～1850, 2023.

27）Mimura K, Teh JL, Okayama H, et al：PD-L1 expression is mainly regulated by interferon gamma associated with JAK-STAT pathway in gastric cancer. Cancer Sci 109：43～53, 2018.

28）Topalian SL, Drake CG, Pardoll DM：Immune checkpoint blockade：A common denominator approach to cancer therapy. Cancer Cell 27：450～461, 2015.

29）Skoulidis F, Goldberg ME, Greenawalt DM, et al：*STK11/LKB1* mutations and PD-1 inhibitor resistance in *KRAS*-mutant lung adenocarcinoma. Cancer Discov 8：822～835, 2018.

30）Cristescu R, Mogg R, Ayers M, et al：Pan-tumor genomic biomarkers for PD-1 checkpoint blockade-based immunotherapy. Science 362（6411）：3593, 2018.

31）Kohno T, Kato M, Kohsaka S, et al：C-CAT：The National Datacenter for Cancer Genomic Medicine in Japan. Cancer Discov 12：2509～2515, 2022.

32）Naito Y, Aburatani H, Amano T, et al：Clinical practice guidance for next-generation sequencing in cancer diagnosis and treatment （edition 2.1）. Int J Clin Oncol 26：233～283, 2021.

33）中央社会保険医療協議会：医療機器の保険適応について，第 483 回，総-1, 令和 3 年 7 月 14 日.

34）Imai M, Nakamura Y, Sunami K, et al：Expert panel consensus recommendations on the use of circulating tumor DNA assays for patients with advanced solid tumors. Cancer Sci 113：3646～3656, 2022.

35）Tan T, Rheaume M, Wang L, et al：Referrals to a phase I clinic and trial enrollment in the molecular screening era. Oncologist 24：e518～e525, 2019.

36）Kawamura M, Shirota H, Niihori T, et al：Management of patients with presumed germline pathogenic variant from tumor-only genomic sequencing：A retrospective analysis at a single facility. J Hum Genet 68：399～408, 2023.

37）日本病理学会 ゲノム診療用病理組織検体取扱い規程策定ワーキンググループ：ゲノム研究用・診療用病理組織検体取扱い規定，羊土社，東京，2019.

38）Naito Y, Sunami K, Kage H, et al：Concordance between recommendations from multidisciplinary molecular tumor boards and central consensus for cancer treatment in Japan. JAMA Netw Open 5：e2245081, 2022.

39）Ida H, Koyama T, Mizuno T, et al：Clinical utility of comprehensive genomic profiling tests for advanced or metastatic solid tumor in clinical practice. Cancer Sci 113：4300～4310, 2022.

40）Zehir A, Benayed R, Shah RH, et al：Mutational landscape of metastatic cancer revealed from prospective clinical sequencing of 10,000 patients. Nat Med 23：703～713, 2017.

41）Shirota H, Komine K, Takahashi M, et al：Clinical decisions by the molecular tumor board on comprehensive genomic profiling tests in Japan：A retrospective observational study. Cancer Med 12：6170～6181, 2023.

42）Sunami K, Naito Y, Komine K, et al：Chronological improvement in precision oncology implementation in Japan. Cancer Sci 113：3995～4000, 2022.

43）Uehara Y, Koyama T, Katsuya Y, et al：Travel time and distance and participation in precision oncology trials at the National Cancer Center Hospital. JAMA Netw Open 6：e2333188, 2023.

44）Kuzbari Z, Bandlamudi C, Loveday C, et al：Germline-focused analysis of tumour-detected variants in 49,264 cancer patients：ESMO Precision Medicine Working Group recommendations. Ann Oncol 34：215～227, 2023.

45）Mandelker D, Donoghue M, Talukdar S, et al：Germline-focussed analysis of tumour-only sequencing：Recommendations from the ESMO precision medicine working group. Ann Oncol 30：1221～1231, 2019.

46）Akagi K, Oki E, Taniguchi H, et al：Real-world data on microsatellite instability status in various unresectable or metastatic solid tumors. Cancer Sci 112：1105～1113, 2021.

47）Le DT, Durham JN, Smith KN, et al：Mismatch repair deficiency predicts response of solid tumors to PD-1 blockade. Science 357（6349）：409～413, 2017.

48）Chan TA, Yarchoan M, Jaffee E, et al：Development of tumor mutation burden as an immunotherapy biomarker：Utility for the oncology clinic. Ann Oncol 30：44～56, 2019.

49) Lawrence MS, Stojanov P, Polak P, et al：Mutational heterogeneity in cancer and the search for new cancer-associated genes. Nature 499（7457）：214～218, 2013.

50) Alexandrov LB, Nik-Zainal S, Wedge DC, et al：Signatures of mutational processes in human cancer. Nature 500（7463）：415～421, 2013.

51) Westphalen CB, Krebs MG, LeTourneau C, et al：Genomic context of NTRK1/2/3 fusion-positive tumours from a large real-world population. NPJ Precis Oncol 20：69, 2021.

52) Cocco E, Scaltriti M, Drilon A：NTRK fusion-positive cancers and TRK inhibitor therapy：Nature reviews. Nat Rev Clin Oncol 15：731～747, 2018.

53) 日本食道学会：食道癌診療ガイドライン 2022 年版, 第 5 版, 金原出版, 東京, 2022.

54) Sun JM, Shen L, Shah MA, et al：Pembrolizumab plus chemotherapy versus chemotherapy alone for first-line treatment of advanced oesophageal cancer（KEYNOTE-590）：A randomised, placebo-controlled, phase 3 study. Lancet 398（10302）：759～771, 2021.

55) Doki Y, Ajani JA, Kato K, et al：Nivolumab combination therapy in advanced esophageal squamous-cell carcinoma. N Engl J Med 386：449～462, 2022.

56) 日本胃癌学会：胃癌治療ガイドライン 医師用 2021 年 7 月改訂, 第 6 版, 金原出版, 東京, 2021.

57) Catenacci DVT, Chung HC, Shen L, et al：Safety and efficacy of HER2 blockade by trastuzumab-based chemotherapy-containing combination strategies in HER2+ gastroesophageal adenocarcinoma. ESMO Open 7：100360, 2022.

58) Shah MA, Kennedy EB, Alarcon-Rozas AE, et al：Immunotherapy and targeted therapy for advanced gastroesophageal cancer：ASCO Guideline. J Clin Oncol 41：1470～1491, 2023.

59) Shitara K, Bang YJ, Iwasa S, et al：Trastuzumab deruxtecan in previously treated HER2-positive gastric cancer. N Engl J Med 382：2419～2430, 2020.

60) Morris VK, Kennedy EB, Baxter NN, et al：Treatment of metastatic colorectal cancer：ASCO Guideline. J Clin Oncol 41：678～700, 2023.

61) 大腸癌研究会：大腸癌治療ガイドライン 医師用 2022 年版, 金原出版, 東京, 2021.

62) Tabernero J, Grothey A, Van Cutsem E, et al：Encorafenib plus cetuximab as a newstandard of care for previously treated *BRAF* V600E-mutant metastatic colorectal cancer：Updated survival results and subgroup analyses from the BEACON study. J Clin Oncol 39：273～284, 2021.

63) Kopetz S, Grothey A, Yaeger R, et al：Encorafenib, binimetinib, and cetuximab in *BRAF* V600E-mutated colorectal cancer. N Engl J Med 381：1632～1643, 2019.

64) Meric-Bernstam F, Hurwitz H, Raghav KPS, et al：Pertuzumab plus trastuzumab for HER2-amplified metastatic colorectal cancer（MyPathway）：An updated report from a multicentre, open-label, phase 2a, multiple basket study. Lancet Oncol 20：518～530, 2019.

65) Cho M, Beechinor R, Gholami S, et al：Precision medicine for the treatment of colorectal cancer：The evolution and status of molecular profiling and biomarkers. Curr Colorectal Cancer Rep 17：1～14, 2021.

66) Mulkidjan RS, Saitova ES, Preobrazhenskaya EV, et al：*ALK, ROS1, RET* and *NTRK1-3* gene fusions in colorectal and non-colorectal microsatellite-unstable cancers. Int J Mol Sci 24：13610, 2023.

67) Gordan JD, Kennedy EB, Abou-Alfa GK, et al：Systemic therapy for advanced hepatocellular carcinoma：ASCO guideline. J Clin Oncol 38：4317～4345, 2020.

68) 日本肝臓学会：肝癌診療ガイドライン 2021 年版, 第 5 版, 金原出版, 東京, 2021, 2023 年 4 月追記.

69) 日本肝癌研究会：肝内胆管癌診療ガイドライン 2021 年版, 金原出版, 東京, 2020.

70) Scott AJ, Sharman R, Shroff RT：Precision medicine in biliary tract cancer. J Clin Oncol 40：2716～2734, 2022.

71) Abou-Alfa GK, Sahai V, Hollebecque A, et al：Pemigatinib for previously treated, locally advanced or metastatic cholangiocarcinoma：A multicentre, open-label, phase 2 study. Lancet Oncol 21：671～684, 2020.

72) Nakamura H, Arai Y, Totoki Y, et al：Genomic spectra of biliary tract cancer. Nat Genet 47：1003～1010, 2015.

73) 日本膵臓学会：膵癌診療ガイドライン 2022 年版, 第 6 版, 金原出版, 東京, 2022.

74) Sohal DPS, Kennedy EB, Cinar P, et al：Metastatic pancreatic cancer：ASCO guideline update. J

Clin Oncol 38：3217〜3230, 2020.

75) Lord CJ, Ashworth A：PARP inhibitors：Synthetic lethality in the clinic. Science 355 (6330)：1152〜1158, 2017.

76) Jones S, Zhang X, Parsons DW, et al：Core signaling pathways in human pancreatic cancers revealed by global genomic analyses. Science 321 (5897)：1801〜1806, 2008.

77) Park W, Chawla A, O'Reilly EM：Pancreatic cancer：A review. JAMA 326：851〜862, 2021.

78) Witkiewicz AK, McMillan EA, Balaji U, et al：Whole-exome sequencing of pancreatic cancer defines genetic diversity and therapeutic targets. Nat Commun 6：6744, 2015.

79) Cancer Genome Atlas Research Network：Integrated genomic characterization of pancreatic ductal adenocarcinoma. Cancer Cell 32：185〜203 e113, 2017.

80) Strickler JH, Satake H, George TJ, et al：Sotorasib in *KRAS* p.G12C-Mutated advanced pancreatic cancer. N Engl J Med 388：33〜43, 2023.

81) Kage H, Oda K, Muto M, et al：Human resources for administrative work to carry out a comprehensive genomic profiling test in Japan. Cancer Sci 114：3041〜3049, 2023.

82) Matsubara J, Mukai K, Kondo T, et al：First-line genomic profiling in previously untreated advanced solid tumors for identification of targeted therapy opportunities. JAMA Netw Open 6：e2323336, 2023.

83) Crowley E, Di Nicolantonio F, Loupakis F, et al：Liquid biopsy：Monitoring cancer-genetics in the blood. Nat Rev Clin Oncol 10：472〜484, 2013.

84) Siravegna G, Marsoni S, Siena S, et al：Integrating liquid biopsies into the management of cancer. Nat Rev Clin Oncol 14：531〜548, 2017.

資　料

がんゲノム情報管理センター（C-CAT）調査結果 統計情報

https://for-patients.c-cat.ncc.go.jp/library/statistics/ より許諾を得て転載

●基本統計

●月別パネル検査件数

●年代別検査件数

●全がん種で見つかった遺伝子変化の割合

●各がん種で見つかった遺伝子変化の割合
　腸がん／膵臓がん／胆道がん／食道・胃癌／前立腺がん／
　乳房がん／肺がん／卵巣・卵管がん／軟部組織がん／子宮がん

●がん遺伝子パネル検査に関する説明文書（モデル文書）
　がん遺伝子パネル検査に関する同意書（モデル文書）
　がん遺伝子パネル検査に関する意思変更申出書（モデル文書）

●小児患者用（代諾者用）
　がん遺伝子パネル検査に関する説明文書（モデル文書）
　がん遺伝子パネル検査に関する同意書（モデル文書）
　がん遺伝子パネル検査に関する意思変更申出書（モデル文書）

C-CAT 調査結果 統計情報

基本統計

基本統計（2019年06月01日〜2023年12月14日累計）

項目	件数
C-CATに登録された検査件数	64,348
うち、二次利活用への同意件数	64,121
同意率	99.7%

※C-CAT登録状況の登録数累計とはデータの確定時期が異なりますので、総数にずれがあります。

月別パネル検査件数

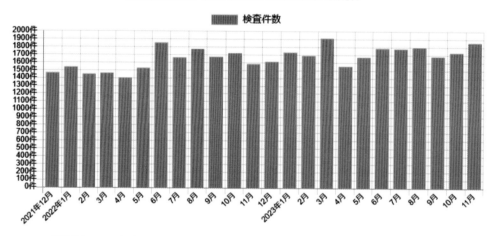

月別検査件数（初回登録日を基準として集計）

※C-CAT登録状況の月別登録数とはデータの確定時期が異なりますので、月別の登録数にずれがあります。

年代別検査件数

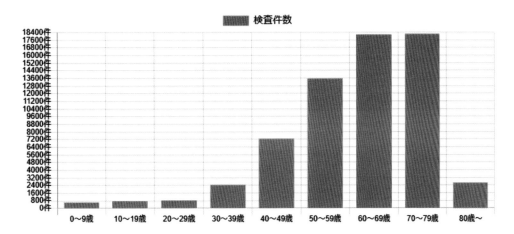

全がん種で見つかった遺伝子変化の割合

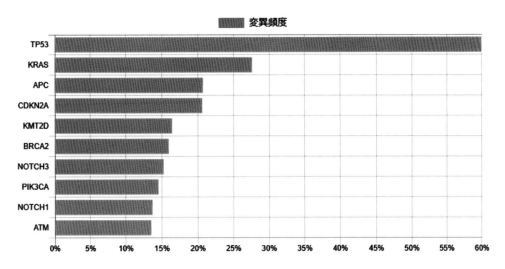

全がん種で報告された遺伝子変異の数 / 全がん種で遺伝子変異が陽性の症例数

※本集計は病的でない遺伝子変化も含みます。

全がん種で見つかった遺伝子変化の割合
▎腸がん

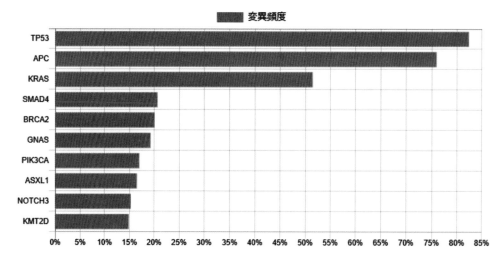

腸がんで報告された遺伝子変異の数 / 腸がんで遺伝子変異が陽性の症例数

※本集計は病的でない遺伝子変化も含みます。

▎膵臓がん

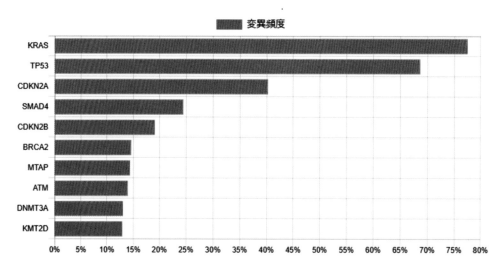

膵臓がんで報告された遺伝子変異の数 / 膵臓がんで遺伝子変異が陽性の症例数

※本集計は病的でない遺伝子変化も含みます。

▌胆道がん

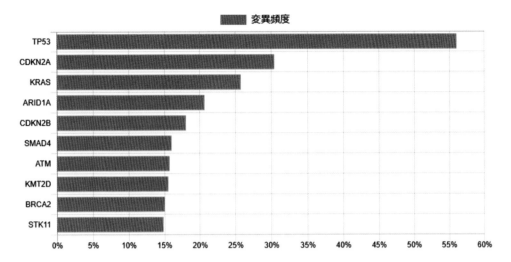

胆道がんで報告された遺伝子変異の数 / 胆道がんで遺伝子変異が陽性の症例数

※本集計は病的でない遺伝子変化も含みます。

▌食道／胃がん

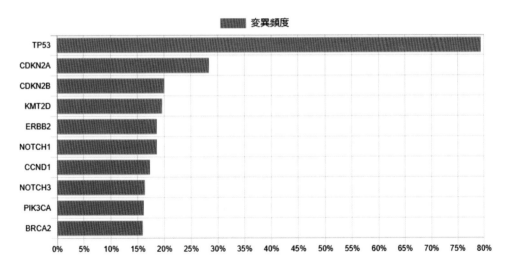

（食道／胃がんで報告された遺伝子変異の数）／（食道／胃がんで遺伝子変異が陽性の症例数）

※本集計は病的でない遺伝子変化も含みます。

前立腺がん

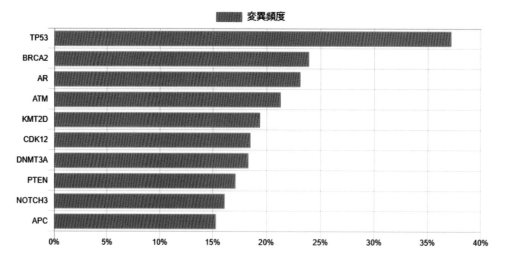

前立腺がんで報告された遺伝子変異の数 / 前立腺がんで遺伝子変異が陽性の症例数

※本集計は病的でない遺伝子変化も含みます。

乳房がん

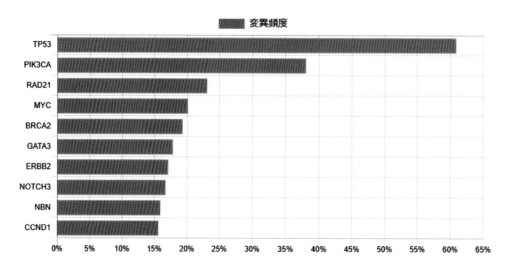

乳房がんで報告された遺伝子変異の数 / 乳房がんで遺伝子変異が陽性の症例数

※本集計は病的でない遺伝子変化も含みます。

肺がん

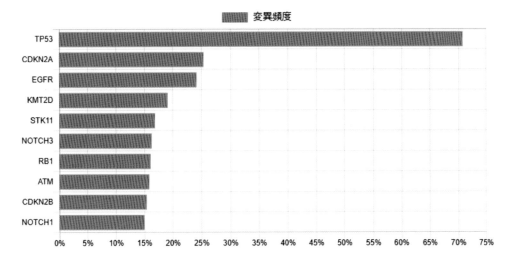

肺がんで報告された遺伝子変異の数 / 肺がんで遺伝子変異が陽性の症例数

※本集計は病的でない遺伝子変化も含みます。

卵巣／卵管がん

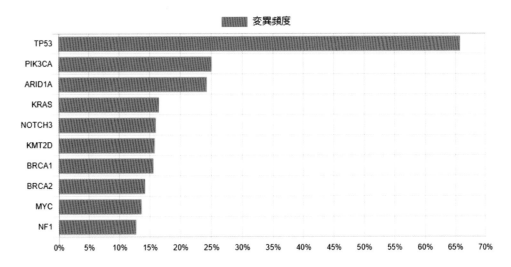

（卵巣／卵管がんで報告された遺伝子変異の数）／（卵巣／卵管がんで遺伝子変異が陽性の症例数）

※本集計は病的でない遺伝子変化も含みます。

軟部組織がん

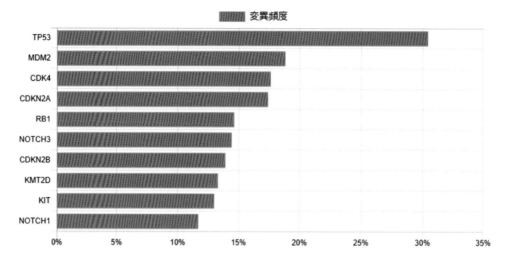

軟部組織がんで報告された遺伝子変異の数 / 軟部組織がんで遺伝子変異が陽性の症例数

※本集計は病的でない遺伝子変化も含みます。

子宮がん

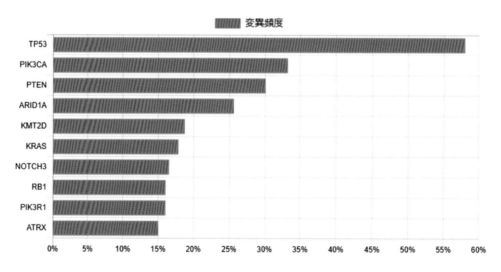

子宮がんで報告された遺伝子変異の数 / 子宮がんで遺伝子変異が陽性の症例数

※本集計は病的でない遺伝子変化も含みます。

第1版（190218）190308 最終修正版

がん遺伝子パネル検査に関する説明文書（モデル文書）

1．がん遺伝子パネル検査の目的

　あなたのがん細胞の特徴をゲノム解析によって網羅的に調べ、がんと関連する多数の遺伝子の状態を確認することを通して、あなたのがんの特徴を調べ、適切な薬剤や治療法、あなたが参加できる可能性がある臨床試験・治験の有無を専門家チームが検討し、その結果をお伝えする検査です。

2．がん遺伝子パネル検査の利点と限界

　この検査の結果、あなたの今後の治療に役立つ情報が得られる可能性があります。

　がんにかかわる遺伝子の研究は日進月歩であり、その結果の解釈も複雑なため、専門家が最新かつ確かな情報を用いて検討します。しかし、それでも、あなたのがんの治療に役立つ情報が得られない可能性は残ります。この検査を受けた方のうち、[検査を提供する各企業と拠点で相談のうえ記載] 検査結果に基づいた治療を受けられるのは、10〜20％程度に留まると想定されます。つまり、80〜90％の患者さんはこの検査を受けても、検査の結果がご自身の治療に直接つながらない可能性があります。

　解析に用いた検体の品質や量によっては、解析自体が不成功に終わる可能性があります。また、あなたに適した薬剤が見つかった場合でも、以下のような場合には、あなたの治療法として選択できないことがあります。

　　　・日本国内では販売が承認されていない薬剤の場合
　　　・あなたのがんへの適応が認められていない薬剤の場合
　　　・あなたが参加条件を満たさない臨床試験・治験でのみ使用されている薬剤の場合　など

3．検査方法 [各拠点で記載。最低限、記載すべき項目は、①使用する検体、②採取方法、③検体の解析機関（国内か海外か記載）、④拠点・連携間での情報共有。最長でも 6-7 行程度。]

　【例】がん遺伝子パネル検査には、あなたのがん細胞と、正常な細胞が必要となります。既にこれまでの検査で保存されたものが利用できる場合は、それを用いて検査しますが、新たに採取が必要と判断した場合には、生検や採血を行う必要があります。検査にあたっては、○○社の「○○○○○○○○○」という検査を使用し、あなたの検体や診療情報を同社（の米国）の解析機関に送ります。解析後のデータや診療情報は、専門家を交えた話し合いを行い、結果の解釈や治療方針の決定を適切に進めるために、がんゲノム医療（中核）拠点病院・連携病院の間で共有します。また、がんに関わる医療者の教育や他の患者さんへの対応の参考にさせて頂くこともあります。

4．がんに関する遺伝の情報（遺伝性腫瘍）が判明する可能性について

　この検査では、あなたのがん細胞の特徴を調べるために、様々な遺伝子を隈々に渡って調べます。その過程で、あなたのがんの治療に役立つ情報の有無とは別に、あなたのがんが、あなたの生まれ持った体質と関連している可能性（遺伝性腫瘍）が、[検査を提供する各企業と拠点で相談のうえ記載] 数％程度の確率で判明します。予防法や治療法が存在するなど、あなたやあなたの血縁者の健康管理に有益な結果はお知らせしたいと考えていますが、あなたのご希望を尊重します。もし、現時点で知りたくなければ、その意思をお伝え下さい。さらに詳細な情報を得たい場合には、別途、遺伝カウンセリングや遺伝学的検査を受けて頂く必要があり、追加の費用が発生することがあります。

　[腫瘍組織のみを用いる施設では以下を記載] ただし、この検査で判明する体質に関する情報は、あくまでも可能性を示す参考情報であり、確定診断にならない可能性があることをご承知下さい。さらに詳細な情報を得たい場合には、別途、遺伝カウンセリングや遺伝学的検査を受けて頂くなど、追加の費用が発生することがあります。

（続）

5. がん遺伝子パネル検査結果の説明

　あなたの治療に関する結果は、[各拠点で記載] 約○○日程度で主治医からお伝えできる見込みです。遺伝的な体質との関連に関する結果は、それよりも遅くなる場合があります。急なご体調の変化やご家族に関係のある結果が出る場合に備えて、ご家族にも結果を聞いて頂くことをお勧めします。

6. がん遺伝子パネル検査の費用 [検査の費用負担の状況を踏まえ記載]

　がん遺伝子パネル検査は、○○○として実施されます。

　がんに関する遺伝的な体質について詳細な情報を得るために遺伝カウンセリングや遺伝学的検査を受けたい場合には、追加の費用が発生することがあります。また、あなたの血縁者の方が、がんに関する遺伝に関心を持たれた場合には、別途、遺伝カウンセリングや遺伝学的検査を受けて頂く必要があり、追加の費用が発生します。

7. がん遺伝子パネル検査に用いたデータ等の取扱い【青字部分については、必ず盛り込むこと】

　あなたにご同意いただけた場合、がんパネル遺伝子検査で得られたデータ等を次のような目的のために利用させていただきます。当院では、あなたのお名前を記号に置き換え、あなたを直接特定できない形にした情報やゲノムデータを提供します。

① 厚生労働省が設置した「がんゲノム情報管理センター」(東京都中央区) に、ゲノムデータ、診療情報、カルテ番号、被保険者番号 (※1) を提供します。これらのうち、ゲノムデータは検査会社から、それ以外の情報は当院から送ります [パネル検査によっては「これらの情報は当院から送ります」に変更]。このセンターでは、今後のがんゲノム医療に必要な情報基盤として、日本のがん患者さんのゲノムや診療情報に関する大規模なデータベースを構築しています。あなたのデータをご提供いただければ、あなたの治療に役立つ情報を付け加えられる可能性があります。

② 「がんゲノム情報管理センター」に集積されたデータの一部を、学術研究や医薬品等の開発のために、学術研究機関や企業 (海外 (※2) を含む) に提供することがあります。提供にあたっては、その目的に応じ、遵守すべき適正な法令や指針の規定の元に、同センターが第三者を交えて厳正な審査を行います。また、同センターでは、データベースを常に正確なものにするため、診療情報を随時更新するほか、将来、がん登録をはじめとして、医療・介護の様々なデータベースとの照合を行う可能性があります。提供の意思を撤回される場合、それ以降の利用を停止しますが、既に利用されているデータは削除できません。

　(※1) 現在、被保険者番号は個人単位化が検討されており、将来、がんゲノム情報管理センターが収集したデータの整備を加速するために利用することを想定しています

　(※2) 日本と同等の水準にあると認められている個人情報の保護に関する制度を有している国または地域

上記データ等の取扱いに際しては漏洩等のリスクはありますが、安全性の高い方法を用いて管理します。

③ [各拠点で企業と相談して記載]

8. 問い合わせ先

■ [当該施設の連絡先を記載]

第1版（190218）

がん遺伝子パネル検査に関する同意書（モデル文書）

［各施設で記載］○○病院　病院長殿

　私は、がん遺伝子パネル検査についての説明を十分に受け、検査の目的や内容について理解しましたので、がん遺伝子パネル検査を受けることを希望します。

> ■あなたの治療に役立つ情報を発見するとともに、がん診療のデータベースをつくるため、あなたを直接特定できない形にした情報やゲノムデータ等を「がんゲノム情報管理センター」へ提供すること（項目7①）
>
> 　　　　　　　　　　　同意する　・　同意しない

■がんに関する遺伝の情報（遺伝性腫瘍）の情報提供（項目4）

　　　　　　情報提供を希望する　・　情報提供を希望しない

■がん遺伝子パネル検査の結果（がんに関する遺伝の情報も含む）を家族等に伝えること（項目5）

　　　　　　伝えてよい　・　自分以外誰にも伝えないでほしい

　　　　※あなたががん遺伝子パネル検査の結果を伝えたい方の連絡先等

　　　　氏名＿＿＿＿＿＿＿＿＿＿＿＿＿＿＿＿＿＿＿＿＿＿　続柄＿＿＿＿＿＿＿＿＿＿

　　　　連絡先＿＿＿＿＿＿＿＿＿＿＿＿＿＿＿＿＿＿＿＿＿＿＿＿＿＿＿＿＿＿＿＿

■「がんゲノム情報管理センター」に提供された情報・ゲノムデータ等を、厳格な審査を経て、学術研究や医薬品等の開発目的での利用を希望する第三者に提供すること。提供の意思を撤回される場合、それ以降の利用を停止します。既に利用されているデータは削除できません（項目7②）

　　　　　　　　　　　同意する　・　同意しない

■［企業（検査企業）利用：各拠点で企業と相談して記載］（項目7③）

　　　　　　　　　　　同意する　・　同意しない

同意日　＿＿＿＿＿＿　年＿＿＿＿＿月＿＿＿＿＿日

ご本人（署名）　＿＿＿＿＿＿＿＿＿＿＿＿＿＿＿＿＿＿＿＿＿＿＿＿＿

代諾者（署名）　＿＿＿＿＿＿＿＿＿＿＿＿＿＿＿＿＿＿　続柄　＿＿＿＿＿＿＿＿＿＿

説明日　＿＿＿＿＿＿　年＿＿＿＿＿月＿＿＿＿＿日

説明者（署名）　＿＿＿＿＿＿＿＿＿＿＿＿＿＿＿＿＿＿＿＿＿＿＿＿＿

がん遺伝子パネル検査に関する意思変更申出書（モデル文書）

［各施設で記載］○○病院　病院長殿

　私は、私が受けたがん遺伝子パネル検査に関して、同意した内容を変更します。

●あなたの治療に役立つ情報を発見するため、あなたを直接特定できない形にした情報やゲノムデータ等を「がんゲノム情報管理センター」へ提供すること（項目7①）

- ☐　「同意しない」から「同意する」に変更する
- ☐　「同意する」と回答したが、今後の提供と利用の停止を希望する

●がんに関する遺伝の情報（遺伝性腫瘍）が判明する可能性について（項目4）

- ☐　「情報提供を希望しない」から「情報提供を希望する」に変更する
- ☐　「情報提供を希望する」から「情報提供を希望しない」に変更する

●がん遺伝子パネル検査の結果（がんに関する遺伝の情報も含む）を家族等に伝えること（項目5）

- ☐　「自分以外誰にも伝えないでほしい」から「伝えてよい」に変更する

※がん遺伝子パネル検査の結果を伝えたい方の連絡先

氏名＿＿＿＿＿＿＿＿＿＿＿＿＿＿＿＿＿＿＿＿＿　続柄　＿＿＿＿＿＿＿＿

連絡先＿＿＿＿＿＿＿＿＿＿＿＿＿＿＿＿＿＿＿＿＿＿＿＿＿＿

- ☐　「伝えてよい」から「自分以外誰にも伝えないでほしい」に変更する

●「がんゲノム情報管理センター」に提供された情報・ゲノムデータ等を、厳格な審査を経て、学術研究や医薬品等の開発目的での利用を希望する第三者に提供すること（項目7②）

- ☐　「同意しない」から「同意する」に変更する
- ☐　「同意する」と回答したが、今後の第三者提供の停止を希望する

●がん遺伝子パネル検査を実施した企業によるデータ等の利用・開示（項目7③）
［各拠点で企業と相談して記載］

- ☐　「同意しない」から「同意する」に変更する
- ☐　「同意する」と回答したが、今後の提供の停止を希望する

申出日　＿＿＿＿＿＿年＿＿＿＿＿月＿＿＿＿＿日

ご本人（署名）＿＿＿＿＿＿＿＿＿＿＿＿＿＿＿＿＿＿＿＿＿＿

代諾者（署名）＿＿＿＿＿＿＿＿＿＿＿＿＿＿＿＿＿＿＿＿　続柄＿＿＿＿＿＿＿＿

受領者（署名）＿＿＿＿＿＿＿＿＿＿＿＿＿＿＿＿＿＿＿＿＿＿

がん遺伝子パネル検査に関する説明文書（モデル文書）[代諾者用]

１．がん遺伝子パネル検査の目的

　あなたのお子さんのがん細胞の特徴をゲノム解析によって網羅的に調べ、がんと関連する多数の遺伝子の状態を確認することを通して、お子さんのがんの特徴を調べ、適切な薬剤や治療法、お子さんが参加できる可能性がある臨床試験・治験の有無を専門家チームが検討し、その結果をお伝えする検査です。

２．がん遺伝子パネル検査の利点と限界

　この検査の結果、あなたのお子さんの今後の治療に役立つ情報が得られる可能性があります。

　がんにかかわる遺伝子の研究は日進月歩であり、その結果の解釈も複雑なため、専門家が最新かつ確かな情報を用いて検討します。しかし、それでも、お子さんのがんの治療に役立つ情報が得られない可能性は残ります。この検査を受けた方のうち、[検査を提供する各企業と拠点で相談のうえ記載] 検査結果に基づいた治療を受けられるのは、成人でも 10～20％程度に留まると想定されます。つまり、80～90％の患者さんはこの検査を受けても、検査の結果がご自身の治療に直接つながらない可能性があります。

　解析に用いた検体の品質や量によっては、解析自体が不成功に終わる可能性があります。また、お子さんに適した薬剤が見つかった場合でも、以下のような場合には、お子さんの治療法として選択できないことがあります。

　　・日本国内では販売が承認されていない薬剤の場合
　　・お子さんのがんへの適応が認められていない薬剤の場合
　　・お子さんが参加条件を満たさない臨床試験・治験でのみ使用されている薬剤の場合　など

３．検査方法 [各拠点で記載。最低限、記載すべき項目は、①使用する検体、②採取方法、③検体の解析機関（国内か海外か記載）、④拠点・連携間での情報共有。最長でも 6-7 行程度。]

　【例】がん遺伝子パネル検査には、あなたのお子さんのがん細胞と、正常な細胞が必要となります。既にこれまでの検査で保存されたものが利用できる場合は、それを用いて検査しますが、新たに採取が必要と判断した場合には、生検や採血を行う必要があります。検査にあたっては、〇〇社の「〇〇〇〇〇〇〇〇〇」という検査を使用し、あなたの検体や診療情報を同社（の米国）の解析機関に送ります。解析後のデータや診療情報は、専門家を交えた話し合いを行い、結果の解釈や治療方針の決定を適切に進めるために、がんゲノム医療（中核）拠点病院・連携病院の間で共有します。また、がんに関わる医療者の教育や他の患者さんへの対応の参考にさせて頂くこともあります。

４．がんに関する遺伝の情報（遺伝性腫瘍）が判明する可能性について

　この検査では、あなたのお子さんのがん細胞の特徴を調べるために、様々な遺伝子を隅々に渡って調べます。その過程で、お子さんのがんの治療に役立つ情報の有無とは別に、お子さんのがんが、お子さんの生まれ持った体質と関連している可能性（遺伝性腫瘍）が、[検査を提供する各企業と拠点で相談のうえ記載] 数％程度の確率で判明します。予防法や治療法が存在するなど、あなたのお子さんやあなたを含む血縁者の健康管理に有益な結果はお知らせしたいと考えていますが、あなたのご希望を尊重します。もし、現時点で知りたくなければ、その意思をお伝え下さい。さらに詳細な情報を得たい場合には、別途、遺伝カウンセリングや遺伝学的検査を受けて頂く必要があり、追加の費用が発生することがあります。[腫瘍組織のみを用いる施設では以下を記載] ただし、この検査で判明する体質に関する情報は、あくまでも可能性を示す参考情報であり、確定診断にならない可能性があることをご承知下さい。さらに詳細な情報を得たい場合には、別途、遺伝カウンセリングや遺伝学的検査を受けて頂くなど、追加の費用が発生することがあります。

（続）

５．がん遺伝子パネル検査結果の説明

　あなたのお子さんの治療に関する結果は、［各拠点で記載］約○○日程度で主治医からお伝えできる見込みです。遺伝的な体質との関連に関する結果は、それよりも遅くなる場合があります。

６．がん遺伝子パネル検査の費用　［検査の費用負担の状況を踏まえ記載］

　がん遺伝子パネル検査は、○○○として実施されます。

　がんに関する遺伝的な体質について詳細な情報を得るために遺伝カウンセリングや遺伝学的検査を受けたい場合には、追加の費用が発生することがあります。また、あなたを含むお子さんの血縁者の方が、がんに関する遺伝に関心を持たれた場合には、別途、遺伝カウンセリングや遺伝学的検査を受けて頂く必要があり、追加の費用が発生します。

７．がん遺伝子パネル検査に用いたデータ等の取扱い【青字部分については、必ず盛り込むこと】

　あなたにご同意いただけた場合、がんパネル遺伝子検査で得られたデータ等を次のような目的のために利用させていただきます。当院では、あなたのお子さんのお名前を記号に置き換え、お子さんを直接特定できない形にした情報やゲノムデータを提供します。

① 厚生労働省が設置した「がんゲノム情報管理センター」（東京都中央区）に、ゲノムデータ、診療情報、カルテ番号、被保険者番号（※１）を提供します。これらのうち、ゲノムデータは検査会社から、それ以外の情報は当院から送ります［パネル検査によっては「これらの情報は当院から送ります」に変更］。このセンターでは、今後のがんゲノム医療に必要な情報基盤として、日本のがん患者さんのゲノムや診療情報に関する大規模なデータベースを構築しています。お子さんのデータをご提供いただければ、お子さんの治療に役立つ情報を付け加えられる可能性があります。

② 「がんゲノム情報管理センター」に集積されたデータの一部を、学術研究や医薬品等の開発のために、学術研究機関や企業（海外（※２）を含む）に提供することがあります。提供にあたっては、その目的に応じ、遵守すべき適正な法令や指針の規定の元に、同センターが第三者を交えて厳正な審査を行います。また、同センターでは、データベースを常に正確なものにするため、診療情報を随時更新するほか、将来、がん登録をはじめとして、医療・介護の様々なデータベースとの照合を行う可能性があります。提供の意思を撤回される場合、それ以降の利用を停止しますが、既に利用されているデータは削除できません。

（※１）現在、被保険者番号は個人単位化が検討されており、将来、がんゲノム情報管理センターが収集したデータの整備を加速するために利用することを想定しています

（※２）日本と同等の水準にあると認められている個人情報の保護に関する制度を有している国または地域

上記データ等の取扱いに際しては漏洩等のリスクはありますが、安全性の高い方法を用いて管理します。

③ ［各拠点で企業と相談して記載］

８．将来的な子どもの意思の尊重について

　がんに関する遺伝の情報（遺伝性腫瘍）については、あなたのお子さん自身に「知る権利」「知らないでいる権利」があります。そのため、お子さんが理解できる年齢になった時点で（概ね16歳）、改めて結果を知りたいかどうか、お子さんに伺うことが原則となります。またその際には、がん遺伝子パネル検査に用いたデータ等の取扱いについても、お子さん本人の意思を確認する必要が生じます。

９．問い合わせ先

■ ［当該施設の連絡先を記載］

がん遺伝子パネル検査に関する同意書（モデル文書）[代諾者用]

［各施設で記載］○○病院　病院長殿

　私は、がん遺伝子パネル検査についての説明を十分に受け、検査の目的や内容について理解しましたので、私の子どもががん遺伝子パネル検査を受けることを希望します。

> ■あなたのお子さんの治療に役立つ情報を発見するとともに、がん診療のデータベースをつくるため、お子さんを直接特定できない形にした情報やゲノムデータ等を「がんゲノム情報管理センター」へ提供すること（項目7①）
>
> 　　　　　　　　　　　同意する　・　同意しない

■がんに関する遺伝の情報（遺伝性腫瘍）の情報提供（項目4）
　　　　　　　　情報提供を希望する　・　情報提供を希望しない

■「がんゲノム情報管理センター」に提供された情報・ゲノムデータ等を、厳格な審査を経て、学術研究や医薬品等の開発目的での利用を希望する第三者に提供すること。提供の意思を撤回される場合、それ以降の利用を停止します。既に利用されているデータは削除できません（項目7②）
　　　　　　　　　　　同意する　・　同意しない

■［企業（検査企業）利用：各拠点で企業と相談して記載］（項目7③）
　　　　　　　　　　　同意する　・　同意しない

同意日　＿＿＿＿＿＿年＿＿＿＿月＿＿＿＿日

患者氏名　＿＿＿＿＿＿＿＿＿＿＿＿＿＿＿＿＿＿＿＿＿＿

代諾者（署名）＿＿＿＿＿＿＿＿＿＿＿＿＿＿＿＿＿＿　続柄＿＿＿＿＿＿＿＿

説明日　＿＿＿＿＿＿年＿＿＿＿月＿＿＿＿日

説明者（署名）＿＿＿＿＿＿＿＿＿＿＿＿＿＿＿＿＿＿

がん遺伝子パネル検査に関する意思変更申出書（モデル文書）［代諾者用］

［各施設で記載］○○病院　病院長殿

　私は、私の子どもが受けたがん遺伝子パネル検査に関して、同意した内容を変更します。

●あなたのお子さんの治療に役立つ情報を発見するため、お子さんを直接特定できない形にした情報やゲノムデータ等を「がんゲノム情報管理センター」へ提供すること（項目7①）

　□　「同意しない」から「同意する」に変更する

　□　「同意する」と回答したが、今後の提供と利用の停止を希望する

●がんに関する遺伝の情報（遺伝性腫瘍）が判明する可能性について（項目4）

　□　「情報提供を希望しない」から「情報提供を希望する」に変更する

　□　「情報提供を希望する」から「情報提供を希望しない」に変更する

●「がんゲノム情報管理センター」に提供された情報・ゲノムデータ等を、厳格な審査を経て、学術研究や医薬品等の開発目的での利用を希望する第三者に提供すること（項目7②）

　□　「同意しない」から「同意する」に変更する

　□　「同意する」と回答したが、今後の第三者提供の停止を希望する

●がん遺伝子パネル検査を実施した企業によるデータ等の利用・開示（項目7③）
［各拠点で企業と相談して記載

　□　「同意しない」から「同意する」に変更する

　□　「同意する」と回答したが、今後の提供の停止を希望する

申出日 ＿＿＿＿＿＿＿年＿＿＿＿月＿＿＿＿日

患者氏名 ＿＿＿＿＿＿＿＿＿＿＿＿＿＿＿＿＿＿＿＿＿

代諾者（署名）＿＿＿＿＿＿＿＿＿＿＿＿＿＿＿＿＿＿　続柄 ＿＿＿＿＿＿＿＿

受領者（署名）＿＿＿＿＿＿＿＿＿＿＿＿＿＿＿＿＿＿

索　引

●著者略歴

齋藤　元伸（さいとう　もとのぶ）

2001 年　福島県立医科大学医学部卒業
　　　　　福島県立医科大学医学部外科学第二講座
2007 年　Laboratory of Human Carcinogenesis, NCI, NIH, USA
2011 年　星総合病院外科医長
2013 年　国立がん研究センター研究所ゲノム生物学研究分野研究員
2016 年　福島県立医科大学医学部消化管外科学講座講師
2021 年　福島県立医科大学附属病院がんゲノム医療診療部副部長

いますぐ役立つがんゲノム医療の手引
─消化器外科医のために─

定価（本体価格 3,000 円＋税）

2024年4月17日　第1版第1刷発行

著　者／齋藤　元伸
発行者／長谷川　潤
発行所／株式会社 へるす出版
　　　　〒164-0001　東京都中野区中野2-2-3
　　　　Tel. 03（3384）8035［販売］
　　　　　　03（3384）8155［編集］
　　　　振替 00180-7-175971
　　　　https://www.herusu-shuppan.co.jp
印刷所／永和印刷株式会社

©Motonobu Saito, 2024, Printed in Japan
落丁本，乱丁本はお取り替えいたします。　　　　　　〈検印省略〉
ISBN978-4-86719-086-9